JUNTENDO
エキスパートによる
新生児蘇生ポケットブック

［編著］西﨑直人
順天堂大学医学部附属浦安病院小児科准教授

中外医学社

執筆者（執筆順）

西﨑直人	順天堂大学医学部附属浦安病院小児科 准教授
久田　研	順天堂大学医学部附属順天堂医院小児科・思春期科 准教授
大川夏紀	順天堂大学医学部附属静岡病院新生児科 助教
高島えり子	順天堂大学医療看護学部母性看護学・助産学 講師
東海林宏道	順天堂大学医学部附属順天堂医院小児科・思春期科 先任准教授
池田奈帆	SAHMRI, Women's and Children's Hospital. clinical researcher, PhD, MD 順天堂大学小児科 非常勤助教
田中　登	順天堂大学医学部附属順天堂医院小児科・思春期科 助教
幾瀨　圭	順天堂大学医学部附属順天堂医院小児科・思春期科 助教
山田啓迪	順天堂大学医学部附属順天堂医院小児科・思春期科
菅沼広樹	順天堂大学医学部附属順天堂医院小児科・思春期科 助教
佐藤浩之	順天堂大学医学部附属順天堂医院小児科・思春期科
寒竹正人	順天堂大学医学部附属練馬病院新生児科 教授
醍醐政樹	賛育会病院小児科（新生児）部長
渡邊晶子	順天堂大学小児科
湯原弘子	順天堂大学医学部附属浦安病院看護部
宮山千春	越谷市立病院小児科

本書は，一般社団法人日本周産期・新生児医学会新生児蘇生法（NCPR）普及事業ならびに「日本版救急蘇生ガイドライン 2020 に基づく 新生児蘇生法テキスト」とは関係のない別個の書籍です。
本書に関する問い合わせにつきましては、下記までお願いします。
問い合わせ先：jpb@chugaiigaku.jp

刊行にあたって

私が小児科医になって，すでに20年以上が経過しました．この間，所属している順天堂大学の附属病院や関連病院で多くの新生児蘇生の現場に立ちあい，経験を積んできました．近年は新生児蘇生法の普及も相まって，ベテランから若い先生まで安全で効果的な蘇生の手技が身についていることを実感しています．しかし一方で，ベテランであるはずの私にとっても，蘇生現場で起こり得るすべての出来事は，未だに新鮮であるとともに，未だに怖いという認識は拭い切れません．そんな時は，頭に入っているはずの新生児蘇生の手順をもう一度，思い浮かべてシミュレーションしてから臨んでいます．

本書はサイズも小さく，新生児蘇生の現場でもサッと気軽に読めるポケットブックという位置づけです．分娩立ちあいの可能性がある小児科医，産科医，看護師，助産師のみならず，麻酔科医，救命救急医，および小児科をローテーションする初期臨床研修医などすべてのスタッフにとってきっと頼りになるはずです．

順天堂大学にはたくさんの新生児医療のエキスパート陣が在籍しています．本書はこのエキスパートの皆さまに臨床現場で役に立つノウハウを含めて新生児蘇生をまとめて頂きました．ご存じのように，新生児蘇生で最も重要なことは「遅延なき有効な人工呼吸」による低酸素血症の回避です．そしてその先には，新生児医療の究極目標である「後遺症なき生存」があります．新生児蘇生の現場での本書のちょい読みがこれらの目標達成のためにお役に立つのであれば甚だ幸いです．

2023年1月

順天堂大学医学部附属浦安病院小児科
西﨑 直人

目 次

❶ ▸ **NCPR2020 のアルゴリズム** ……………………〈西﨑直人〉 1
❷ ▸ **チームメンバーによるブリーフィング** ……〈西﨑直人〉 6
[COLUMN] 蘇生時の感染曝露に対する予防策 ………〈久田　研〉 10
❸ ▸ **出生直後の児の評価** ……………………………〈大川夏紀〉 16
[COLUMN] なぜ出生直後のチェックポイントに
「皮膚色」が含まれないのか？ ……………〈大川夏紀〉 19
❹ ▸ **ルーチンケア** ……………………………………〈高島えり子〉 22
[COLUMN] 早期母子接触の意義 ……………………〈東海林宏道〉 25
❺ ▸ **蘇生の初期処置** …………………………………〈池田奈帆〉 28
[COLUMN] 気管内の胎便除去は必要か？ ……………〈池田奈帆〉 32
❻ ▸ **蘇生の初期処置後の評価** ………………………〈田中　登〉 34
[COLUMN] なぜ SpO_2 モニタを右手に
装着するのか？………………………………〈田中　登〉 36
❼ ▸ **人工呼吸** …………………………………………〈東海林宏道〉 39
[COLUMN] 最も重要とされている
「遅延なき有効な人工呼吸」の意味 ……〈東海林宏道〉 44
❽ ▸ **人工呼吸の効果の評価と**
次の処置（胸骨圧迫） …………………〈幾瀬　圭　久田　研〉 47
[COLUMN] 新生児蘇生法における Apgar スコアの
位置づけは？………………………〈山田啓迪　久田　研〉 52
❾ ▸ **薬物投与** …………………………………………〈菅沼広樹〉 55
[COLUMN] 薬剤の気管内投与，および
骨髄針による投与について………〈佐藤浩之，菅沼広樹〉 59
❿ ▸ **薬剤投与でもうまくいかないとき** ……………〈寒竹正人〉 62
[COLUMN] 蘇生はいつまで続ければよいのか？ ……〈寒竹正人〉 67
⓫ ▸ **呼吸障害の安定化** ………………………………〈醍醐政樹〉 71
[COLUMN] アルゴリズム内における「救命の流れ」と
「安定化の流れ」とは？ ……………………〈渡邊晶子〉 75
⓬ ▸ **蘇生後のケア**……………………………………〈湯原弘子〉 78
[COLUMN] 体温維持の重要性 ………………………〈湯原弘子〉 81
⓭ ▸ **早産児の蘇生のポイント** ………………………〈宮山千春〉 85

付録 ………………………………… 88
索引 ………………………………… 94

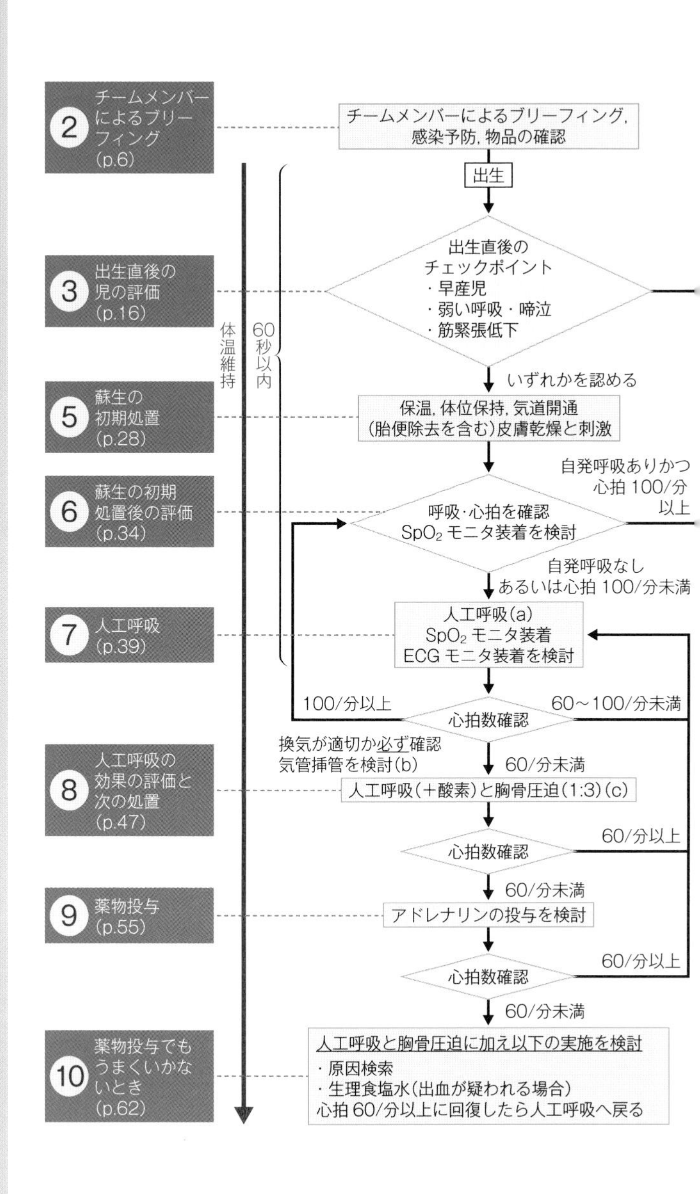
2
チームメンバーによるブリーフィング
(p.6)
3
出生直後の児の評価
(p.16)
5
蘇生の初期処置
(p.28)
6
蘇生の初期処置後の評価
(p.34)
7
人工呼吸
(p.39)
8
人工呼吸の効果の評価と次の処置
(p.47)
9
薬物投与
(p.55)
10
薬物投与でもうまくいかないとき
(p.62)
体温維持
60秒以内
チームメンバーによるブリーフィング，感染予防，物品の確認
出生
出生直後のチェックポイント
・早産児
・弱い呼吸・啼泣
・筋緊張低下
いずれかを認める
保温，体位保持，気道開通（胎便除去を含む）皮膚乾燥と刺激
自発呼吸ありかつ心拍 100/分以上
呼吸・心拍を確認
SpO_2 モニタ装着を検討
自発呼吸なしあるいは心拍 100/分未満
人工呼吸(a)
SpO_2 モニタ装着
ECG モニタ装着を検討
100/分以上
60～100/分未満
心拍数確認
換気が適切か必ず確認
気管挿管を検討(b)
60/分未満
人工呼吸（＋酸素）と胸骨圧迫(1:3)(c)
60/分以上
心拍数確認
60/分未満
アドレナリンの投与を検討
60/分以上
心拍数確認
60/分未満
人工呼吸と胸骨圧迫に加え以下の実施を検討
・原因検索
・生理食塩水（出血が疑われる場合）
心拍 60/分以上に回復したら人工呼吸へ戻る

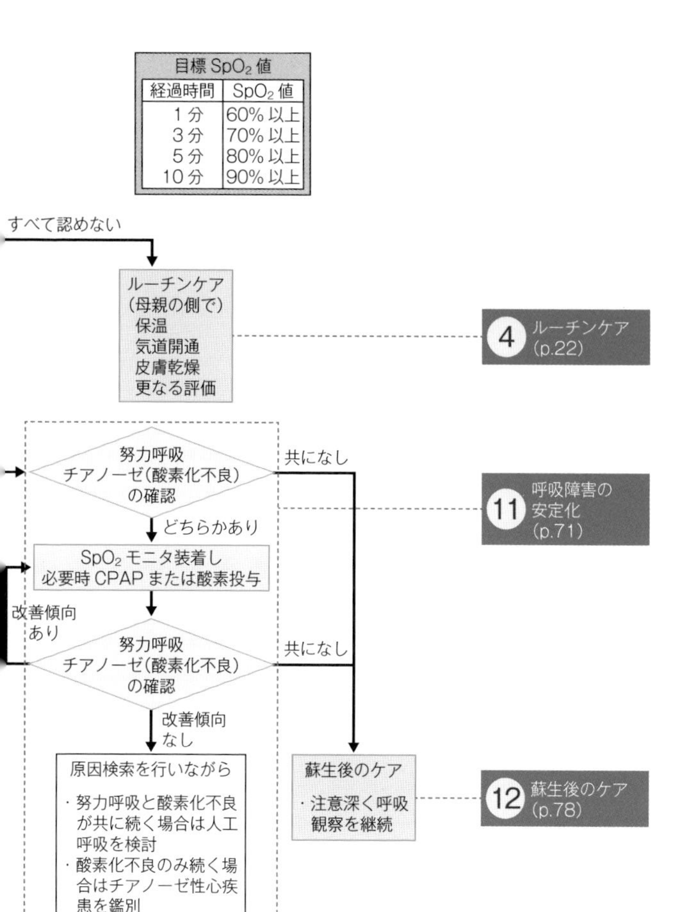

(a) 心拍または SpO_2 値の改善がなければ酸素を追加・増量する.

(b) 適切に換気できていない場合は, すぐに胸骨圧迫に進まず, まずは有効な換気の確保に努める.

(c) 人工呼吸と胸骨圧迫：1 分間では人工呼吸 30 回と胸骨圧迫 90 回となる.

(日本蘇生協議会, 監修. JRC 蘇生ガイドライン 2020. 医学書院; 2021 より一部改変)

1 NCPR2020 のアルゴリズム

Point

・NCPR2015から変更されたNCPR2020のアルゴリズム 図1 の主な特徴は,
1. 救命の流れに主眼をおいたアルゴリズムの直線化
2. 蘇生前の「ブリーフィング」のボックス設定
3. 胸骨圧迫の際の「(+酸素)」の明記
4. 高度な蘇生における「アドレナリン投与」のボックス設定
5. 「安定化の流れ」の簡素化・明確化
6. 蘇生後のケアの簡素化

である 表1 . ただしアルゴリズム内に登場する基本的手技と評価手段は, 2015と同じであり, 新しい処置やモニタリング方法の追加はない.

分娩に携わるすべての医療者は新生児蘇生法を身に付けておく必要がある. 本書ではNCPR2020アルゴリズムの手順に沿い新生児蘇生のポイントを解説していく. 本章ではまず, NCPR2020の変更点について解説する.

❶ 救命の流れに主眼をおいたアルゴリズムの直線化 (図1 【1】)

NCPR2020[1] のアルゴリズムでは, いわゆる「救命の流れ」が視覚的に直線化された. これによって新生児蘇生で最も大切な「人工呼吸」までのプロセスの重要性がより強調された.

❷ 蘇生前の「ブリーフィング」のボックス設定 (図1 【2】)

ブリーフィングとは「事前打ち合わせ」を指す. NCPR2015以前はブリーフングという用語はアルゴリズム内に明記されていなかった. チームリーダーを中心に想定される蘇生内容を共有し, 物品の準備をする. また, 近年の新型コロナウイルス感染症 (COVID-19) 流行を踏まえ, 新生児蘇生の現場でもCOVID-19感染母体の分娩に立ちあう際には, 感染予防策を講じる必要がある (p.6「② チームメンバーによるブリーフィング」を参照).

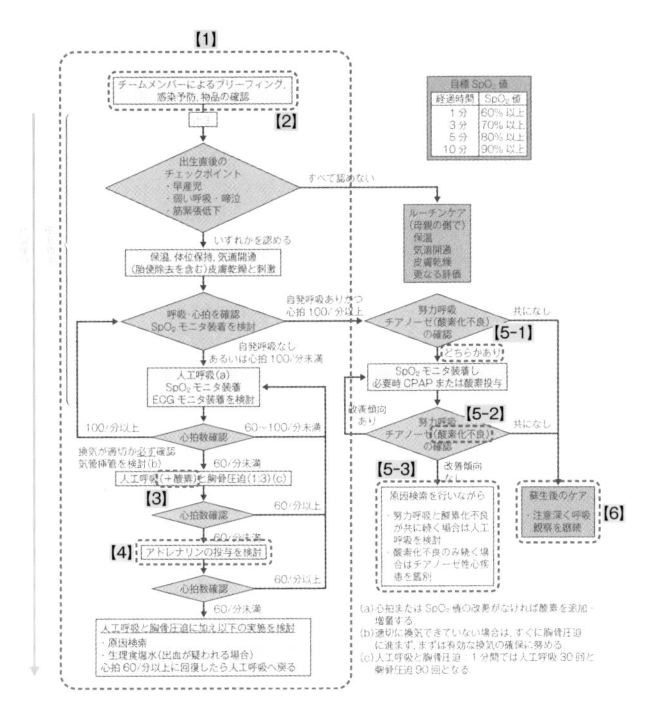

図1 NCPR2020 のアルゴリズムで新しくなった代表的な部分（【1】～【6】）
出生から救命の流れまでが視覚的に下に向かう縦方向の垂直な導線でつながっている．
（日本蘇生協議会，監修．JRC 蘇生ガイドライン 2020．医学書院；2021 より一部改変）

③ 胸骨圧迫の際の「(＋酸素)」の明記（図1【3】）

「有効な人工呼吸を 30 秒間行った後の評価で心拍 60/分未満であれば，人工呼吸に加えて胸骨圧迫を開始する．その際に，必ず投与酸素濃度を上昇させる」という部分で，下線部分の酸素投与を忘れてしまう場合が多い．実際，胸骨圧迫を要するほどの児では，重症の低酸素血症であることが想定される（p.47「⑧ 人工呼吸の効果の評価と次の処置」を参照）．

④ 高度な蘇生における「アドレナリン投与」のボックス設定（図1【4】）

高度な蘇生（人工呼吸・胸骨圧迫）に反応しない児には，薬物投与を行う．NCPR2015 のアルゴリズムには「アドレナリン」

表1　NCPR2020 の主な変更点

	項目	変更点の概要	変更の理由と運用上の留意点
1	救命の流れに主眼をおいた「アルゴリズムの直線化」	高度な蘇生である「救命の流れ」が視覚的に垂直な直線で示された	新生児蘇生の最重要命題である「人工呼吸」まで遅延なき到達を意識する
2	蘇生前の「ブリーフィング」のボックス設定	「出生直後のチェックポイント」の前の位置に「ブリーフィング」が明記された	ブリーフィング（またはデブリーフィング）の施行が児の短期的なアウトカムを改善する可能性があり，またチームパフォーマンスを高める
3	胸骨圧迫の際の「(＋酸素)」の明記	人工呼吸に続く胸骨圧迫時の「酸素投与」の明記	胸骨圧迫を要する児は重度の低酸素血症が想定される．酸素投与の意識を高めるためにアルゴリズム内に記載された
4	高度な蘇生における「アドレナリン投与」のボックス設定	これまでの薬物投与のボックスからアドレナリン投与のみが，独立したボックスとなった	出血を伴わない児に対して循環血液増量薬の補充をアドレナリンに先行して投与するものではない
5	「安定化の流れ」の簡素化・明確化	努力呼吸またはチアノーゼの「共にあり」から「どちらかあり」に変更	努力呼吸またはチアノーゼで介入に進む．「どちらかあり」の場合，「SpO_2 モニタ装着し必要時 CPAP または酸素投与」とする
		チアノーゼのうしろに「(酸素化不良)」の追記	「SpO_2 モニタを装着し必要時 CPAP または酸素投与」を行った結果，「改善傾向あり」となった場合には通常，人工呼吸は要さずに CPAP または酸素投与を継続することが一般的である
		CPAP または酸素投与後の評価で「改善傾向なし」の場合の原因検索と鑑別	「改善傾向なし」である場合，一律に人工呼吸をするのではなく，チアノーゼ性心疾患の存在も考慮した鑑別を行う
6	蘇生後のケアの簡素化	「注意深く呼吸観察を継続」のみに変更	蘇生後のケアであるので，症状がないか軽快した時のみ進むボックスの位置づけ

(細野茂春，監修．日本版救急蘇生ガイドライン 2020 に基づく新生児蘇生法テキスト 第 4 版．メジカルビュー社；2021 より一部改変)

と「生理食塩水（出血が疑われる場合)」が同じボックス内で紹介されていた．しかし循環血液の増量を目的とした生理食塩水投与をアドレナリンに先行させるエビデンスはない．そのため，NCPR2020 では「アドレナリンの投与を検討」のボックスが独立して明示された（p.55「⑨ 薬物投与」を参照)．

❺「安定化の流れ」の簡素化・明確化

蘇生時に「自発呼吸ありかつ心拍 100/ 分以上」である場合は，

あわてずに「安定化の流れ」を行う（p.71「⑪ 呼吸障害の安定化」を参照）．安定化の流れは「救命の流れ」から右側に分岐する構図となっている．具体的にNCPR2020では以下の点が新しくなった．

努力呼吸またはチアノーゼの「共にあり」から「どちらかあり」に変更された（図1【5-1】）

NCPR2015では安定化の流れの冒頭で努力呼吸とチアノーゼの確認を行い，「共にあり（and）」でSpO_2モニタを装着して持続的気道陽圧（continuous positive airway pressure: CPAP）または酸素投与することになっていた．しかしNCPR2020では「努力呼吸とチアノーゼのどちらか（or）」を認めた場合に「SpO_2モニタを装着し必要時CPAPまたは酸素投与」と変更された．それに伴い，どちらも認めない場合には「注意深く呼吸観察を継続」という簡素な表現になった．

チアノーゼのうしろに「（酸素化不良）」が追記された（図1【5-2】）

チアノーゼがあることと，酸素化不良は同義ではない（p.71「⑪ 呼吸障害の安定化」を参照）．すでにSpO_2モニタを装着している状況では，見た目のチアノーゼの有無で酸素投与を決定するのではなく，SpO_2値を目安として酸素投与の決定を行う．

なお「SpO_2モニタを装着し必要時CPAPまたは酸素投与」を行った結果，「改善傾向あり」となった場合には通常，人工呼吸は要さずにCPAPまたは酸素投与を継続することが一般的である．そのためNCPR 2020では，改善傾向のある児では，再度努力呼吸とチアノーゼ（酸素化不良）の確認を行う．

CPAPまたは酸素投与後の評価で「改善傾向なし」の場合の原因検索と鑑別（図1【5-3】）

安定化の流れで「SpO_2モニタを装着し必要時CPAPまたは酸素投与」を続けていると，「努力呼吸またはチアノーゼ（酸素化不良）の確認」を複数回行うことになる．そのため，これらのどちらを認め続けるのかによって，次のボックス内は2つの対応に分けて記載されている．1つ目は「努力呼吸と酸素化不良が共に続く場合は人工呼吸を検討」であり，2つ目は「酸素化不良のみ続く場合はチアノーゼ性心疾患を鑑別」である．

この「改善傾向なし」の際の対応においては，一律に救命の流れにある「人工呼吸」のボックスに戻るのではなく，チアノーゼ性心疾患の存在も考慮した鑑別を行うべきであることが示されている．

❻ 蘇生後のケアの簡素化（図1【6】）

蘇生後のケアであるので，症状がない場合か，軽快した時のみ進むボックスという位置づけになった．

❼ アルゴリズム内の行動パターン

これまでのアルゴリズムと同様に，NCPR2020においても行動パターンは「黄色のひし形」と「水色の四角」のボックスの繰り返しで構成されている．つまり，児の状態の評価（水色の四角）とその結果に基づく介入・処置（黄色のひし形）を繰り返し行いながら蘇生を続ける．なおアルゴリズムを進める際は各ボックスを飛ばすことなく，進む場合も戻る場合も1ボックスごとに行う．

蘇生がうまくいかない場合には，チームリーダーを中心に適切な「介入」が達成されているか否かを必ず確認してから再び「評価」する．

参考文献

1）日本蘇生協議会，監修．JRC 蘇生ガイドライン 2020．医学書院；2021．
2）細野茂春，監修．日本版救急蘇生ガイドライン 2020 に基づく新生児蘇生法テキスト 第4版．メジカルビュー社；2021．
3）島袋林秀．NCPR2020 準拠 Dr. Rinshu が紐解く超講義　改訂2版 新生児蘇生法の23の秘訣．メディカ出版；2022．

〈西﨑直人〉

MEMO

2 チームメンバーによるブリーフィング

Point

- 「準備を怠るということは，失敗の準備をしているということ」―新生児蘇生の成功の鍵は，ブリーフィングを活用した「必要物品」と「気持ち」の準備である．
- 母児と蘇生チームスタッフ双方の感染を防ぐために，状況に応じた感染予防策を講じる．

❶ 新生児蘇生におけるブリーフィングとは？

ブリーフィング（briefing）とは，「事前打ち合わせ」のことを指す．外部に向けたものではなく，主に組織内部の申し合わせの手段として用いられる．

新生児蘇生におけるブリーフィングは，蘇生チーム内においてそれぞれが担当する仕事，役割とそれに応じた事前準備がなされているかを確認する目的で行われる．「誰が」・「いつ」・「何に」・「どのように」を話し合っておくことは蘇生に立ちあう際の準備の第一段階に位置づけられる．

ブリーフィング〔と蘇生後に行われるデブリーフィング（振り返り）〕は児とスタッフの短期的な臨床成績およびチームパフォーマンスを向上させる可能性がある[1]．そのためNCPR2020では，アルゴリズムの冒頭に明示された．蘇生チームのパフォーマンスを高めるために，想定される児の蘇生要求度を予測し，物品のチェックと役割分担を明確にする．加えて，スタッフの医療関連感染の予防策を確認する．

❷ 具体的なブリーフィングの内容

各施設でやり慣れている順序や方法で構わない．自施設の分娩室や手術室で，普段使用している物品を用いた蘇生シミュレーションが極めて有効であるという報告がある[2]．よって普段から，自施設での分娩時の蘇生を想定し，ブリーフィングする習慣をつけておく．**図1** に順天堂大学で日頃行っている蘇生前のブリーフィングの例を示す．

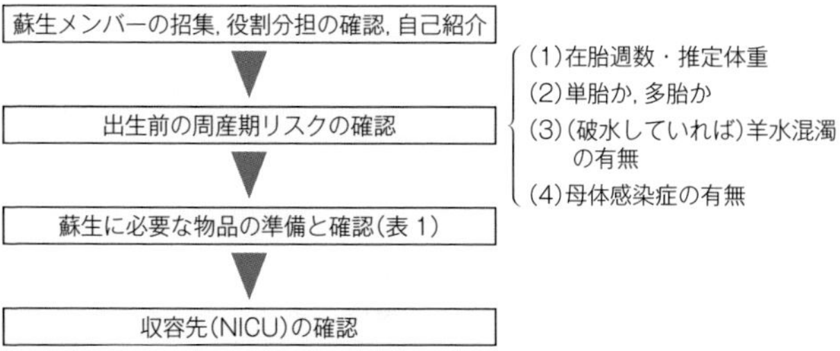

図1 順天堂大学における蘇生前に行うべきブリーフィングの例
母体感染症が明らかな場合には，スタッフの医療関連感染の予防策を講じる．

蘇生メンバーの招集，役割分担の確認，自己紹介

蘇生に携わるスタッフを招集し，役割分担の確認を行う．役割に応じて，蘇生台（ラジアントウォーマー）周囲の立ち位置を決める．医師のみならず，蘇生に参加する看護師や助産師も含めてお互いに自己紹介する．改めて自己紹介しあうことにより，相手との信頼関係を再構築できる．蘇生中の統括指示を出す役目として，リーダーを決めておく．

出生前の周産期リスクの確認

①在胎週数・推定体重，②単胎か，多胎か，③（破水していれば）羊水混濁の有無，④母体感染症の有無，を確認する．特にCOVID-19感染母体の出産については，各施設における決まりごとに沿ったシミュレーションが重要となる（感染予防策についてはp.10「コラム：蘇生時の感染曝露に対する予防策」を参照されたい）．

蘇生に必要な物品の準備と確認

蘇生が成功するか否かは，すべて「準備」にかかっている．必要な物品を準備するのみではなく，それらが実際に使用可能な状態かどうかを準備者が責任を持って確認する．

表1 にルーチンで準備する物品を示す．なお，推定体重が不明の場合や，サイズが複数ある物品については前後のサイズも準備しておく（例：挿管チューブ3.0mmを使用する予定であっても，念のため2.5mmと3.5mmをすぐに使用できるように準備する）．

表1 蘇生前に準備すること

環境	室温，ラジアントウォーマーなどの保温器具の確認
物品	タイマーやストップウォッチ 温められた乾燥したリネン，ガーゼ 肩枕用のハンドタオル 人工呼吸用の物品（自己膨張式バッグ，流量膨張式バッグ，Tピース） フェイスマスク ブレンダー，ガス源の確認 聴診器 SpO_2 モニタと適切なサイズのプローブ 適切なサイズの吸引チューブと吸引圧 蘇生の記録用紙，筆記用具
高度な蘇生に立ちあう場合	心電図モニタと新生児用電極 気道確保用の物品（挿管チューブ，喉頭鏡，ラリンゲルマスク，エアウェイなど） 静脈確保用の物品（臍カテーテル，静脈用留置針，骨髄針） 薬剤（アドレナリン，生理食塩水）とシリンジ類 早産児用のプラスチックバッグ，ラップ

(NCPR2020 出生直後の新生児のケア ガイドライン改訂ポイント11. with NEO. 2021; 34: 15 を参考に作成)

収容先（NICU）への情報共有

あらかじめ出生した児の収容先に準備しておく物品や機器を伝えておく．特に人工呼吸器管理を要する場合には，呼吸器本体と加湿器の準備に加え，初期設定もあらかじめセットしておく．ブリーフィングで事前に把握した母体感染症の情報から，出生した児の感染予防上の扱い〔標準予防策（手袋，サージカルマスク，エプロン），マキシマル・バリアプレコーション（手袋，N95マスク，ガウン，ゴーグル，帽子，シューカバー），陰圧室など〕の必要性に関して情報共有しておく．

❸ 準備に万全を期す，予期せぬことに動揺しない

順天堂大学小児科では，すべての新生児医療に従事するスタッフが心に刻んでいるスローガンがある．

「準備を怠るということは，失敗の準備をしているということ」

これは順天堂大学小児科で新生児医療の指導者であった故・篠原公一先生が常々，若手医師にかけていた言葉である．筆者も準備不足であったがゆえに，蘇生がスムーズにできなかった時，叱咤激励されたほろ苦い記憶がある．繰り返しになるが，たとえリ

スクの低い分娩であっても，蘇生に立ちあうスタッフは物品と気持ちの準備を怠らないという姿勢が，新生児蘇生を成功させる秘訣である．

また，蘇生の必要性は完全に予見することはできない．またひとたび蘇生を始めても，講習会のシナリオのように予定通りに進むとも限らない．蘇生中に予期せぬことが起きることもあるが，このような場面ではリーダーを中心にお互いに声を掛けあい，スタッフのうち一人は蘇生全体を俯瞰するとよい．そうすることで見落としや，うまくいかない原因の発見につながることがある．

❹ その他の注意点

最近，院内の仕事着としてスクラブが汎用されている．筆者は新生児蘇生に立ちあう際には，必ず胸ポケットから院内用電話，ボールペンなどを取り出している．これは蘇生中に児の上に物が落下しないようにするためである．これも蘇生に立ちあう際の大切な準備である．

参考文献

1) 細野茂春，監修．日本版救急蘇生ガイドライン 2020 に基づく新生児蘇生法テキスト 第 4 版．メジカルビュー社；2021.
2) 杉浦崇浩，他．より実践的な新生児蘇生法講習会を目指して「出張」講習会受講者への意識調査．日周産期・新生児会誌．2010; 46: 808-12.

〈西﨑直人〉

MEMO

COLUMN

蘇生時の感染曝露に対する予防策

1 出産現場における標準予防策（スタンダードプリコーション）

医療機関における感染対策は，標準予防策と感染経路別予防策の組み合わせによって実施される．微生物の特性に合わせた感染対策の付加が感染経路別予防策であるのに対して，病原微生物の有無にかかわらず普遍的に実施すべきものが標準予防策である[1]．病原微生物の感染・伝播リスクを減らすための基本が標準予防策であり，日常的に遵守することが求められる．それは分娩や蘇生の現場であっても変わらない．

標準予防策は，①手指衛生，②個人防護具，③咳エチケット，④患者配置，⑤患者ケア器材・機器の取り扱い，⑥環境の維持・管理，⑦リネン類の取り扱い，⑧安全な注射手技，⑨腰椎穿刺手技のための感染制御策，⑩血液媒介病原体曝露防止の10項目からなる．これは，医療従事者を介した患者-患者間の病原微生物の水平伝播を防止することだけが目的ではない．医療従事者を病原微生物から守ることも重要な項目の一つである．

標準予防策では，すべての患者の血液，体液（分泌物，排泄物含む），粘膜は感染性のあるものとして対応することが求められる．羊水や血液が付着した状態で生まれてくる新生児を想像すれば，分娩や新生児蘇生がいかに徹底した標準予防策を必要とする場面かがわかるであろう．そして，それは患者のみならず，自分自身を守ることにつながることを認識しておく必要がある．

新生児の蘇生は時に，1分1秒を争う時間との闘いの場ともなる．緊急時だからやらなくていいのではない．緊急時だからこそ無意識にかつ速やかに標準予防策とともに蘇生ができるようにしておかなければならない．

2 具体的な標準予防策の方法

手指衛生

2009年，世界保健機関（WHO）は，「医療における手指衛生についてのガイドライン」を公開し，正しい製剤と手順

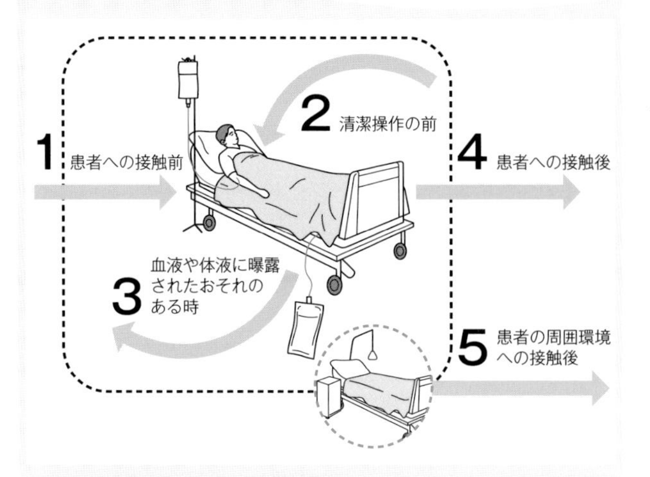

図1 手指衛生を行う5つのタイミング
(WHO Guidelines on Hand Hygiene in Health Care: a Summary. WHO; World Health Organization をもとに作成)

による手指衛生の実施とともに，手指衛生が必要な5つのタイミング 図1 を示し，医療機関での実行を求めた[2)].

医療者の手指衛生のタイミングにおいて，一般的に，場面1（患者に触れる前），場面4（患者に触れた後）の遵守率は比較的高い．また，明らかに無菌操作を要するような場面2（清潔・無菌操作の前）にも実施する．一方で忘れがちなのが，分娩や蘇生の一連の流れの中で生じる，挿管などの場面2やアラームを止めた場合などの場面5（患者周囲の環境に触れた後）など場面の切り替え時である．

例えば，挿管手技をみてみると，新生児蘇生が必要な場合，場面1として手指衛生を実施し，手袋を着け蘇生を行う．その過程で，挿管が必要と判断されると，そのまま挿管手技に移ってしまう医療者が多い．本来，挿管手技は清潔操作に該当するため，場面2（場面3にも該当する）として，一旦，血液体液で汚染した手袋を外し，手指衛生を実施したうえで，新しい手袋を装着してから挿管に移る必要がある．また，標準予防策の1項目でもある，患者に使用する器具の取り扱いからすると，挿管に必要な喉頭鏡は清潔な環境で管理しなければならない．しかし，実際の蘇生現場では，血液や体液で汚染されている手袋のまま清潔操作である挿管を行ったり，喉頭鏡が安易にオープンクベースに直置きされていたり，また，これらを素手で平気で取り扱う介助者も垣間見られる．アラームを止めたりする場合も同様で，場面5として手指衛生の実施が必要なタイミングだが，実施されていないことが多い．

新生児蘇生の過程は，場面の切り替えが頻繁に起きる現場であり，適切に手指衛生を実施して下さいと，5つのタイミングを示しただけではその遵守は難しい．無意識的に，かつ速やかに適切なタイミングで手指衛生が実施できるようになるには，蘇生シミュレーションに標準予防策を組み込んだロールプレイ，資格者によるOJT（on the job training）を繰り返すこと以外にはない．

個人防護具（personal protective equipment: PPE）

患者や医療従事者を病原微生物からの感染や伝播を防ぐためにも，適切なPPEの装着が求められる．特に，出生直後の新生児は血液や体液にまみれており，これらの感染経路を遮断するためにも手袋・マスク・ガウンなど適切なPPEの着用が求められる．また，飛沫が生じる可能性があれば，アイガードやフェイスシールドが必要となり，COVID-19流行下では，エアロゾル対策も必要になる．N95レスピレーターについては，各自がフィットテストをあらかじめ実施し，自分にあう製品を選択できるようにしておく必要もある．

実際の現場では，PPEをどのように適切に着け，どのように安全に外すかという視点が，あやふやになっていることが散見される．以下，適切なタイミングでの手指衛生とPPEの装着，脱着を提示する．

・**着け方（ガウンアップ）例**

（靴カバー⇒）手指衛生⇒（N95レスピレーター）⇒ガウン・エプロン⇒サージカルマスク⇒（キャップ）⇒アイガード・ゴーグル・フェイスシールド⇒手指衛生⇒グローブ

・**外し方（ガウンダウン）例**

グローブ*⇒手指衛生⇒ガウン・エプロン**⇒手指衛生⇒（キャップ⇒手指衛生）⇒アイガード・ゴーグル・フェイスシールド⇒手指衛生⇒マスク⇒手指衛生

*手袋は皮膚に触れないようにつまみ，内側が表になるように静かに外し，破棄する．

**外側が内側に来るように静かに折りたたんで破棄する．外す際は各工程で手指衛生を行うことが求められる．

3 COVID-19 母体の分娩立ちあいと新生児蘇生における留意点

SARS CoV-2 の出現により，医療現場では，飛沫感染，接触感染，空気感染対策に加えて，エアロゾルを考慮した対応が求められるようになった[3)]．

母体から新生児への SARS-CoV-2 への伝播は，垂直伝播は稀で，その多くが生後の水平伝播と考えられつつある．そのため，出生直後に新生児が SARS-CoV-2 を排出している可能性は非常に稀である．したがって，COVID-19 感染が疑われる，もしくは確定している女性の分娩と新生児蘇生の現場では，新生児への水平伝播を防止しながら，医療従事者をエアロゾルから保護する管理が必要となる[4)]．

人数制限

医療従事者への感染を防ぐため，分娩および新生児蘇生の現場には，必要最小限の人数で臨む必要がある．一方で，適切な PPE の装着には 1.5〜4.5 分かかるため，必要な PPE を装着したメンバーが分娩室や手術室の外に待機し，緊急時に速やかに増員できる予備システムを導入している施設もある．

蘇生備品

COVID-19 専用の蘇生カートを準備する．カートは部屋の外に置き，必要な場合は別のチームメンバーが部屋の中に材料を受け渡すようにする．ただし，このプロセスには，部屋の中にいるチームと部屋の外にいるチームとの情報伝達が重要である．

吸引

吸引はウイルス感染のリスクを上げないとする報告がある一方，断続的な吸引を数回行うよりも，連続吸引の方がエアロゾルの拡散を抑えることができるとの報告もある．この点から，吸引は連続吸引で行うことが望ましい．気管内挿管後は，直ちに閉鎖式吸引システムに変更して吸引を実施する．

換気補助

マスク換気と気管内挿管は，新生児蘇生中にしばしば必要となる手技だが，エアロゾル発生手技でもあり[5)]，エアロゾルの発生を最小限にするための方法を考慮する必要がある．例えば，マスク換気を2人で行うとマスクのリークを最小限に抑えることができるため，エアロゾル化のリスクを低減できる．また，熟練した医師と研修中の医師では，リーク率が異なることも報告されている．さらに，マスクの呼気側にウイルスフィルタを装着することで感染リスクを最小化することもできる．ただし，ウイルスフィルタは呼気抵抗が増加するため1,500g未満には推奨されない．

気管内挿管は最もエアロゾル化のリスクが高い手技である．成人の研究では，マスク換気に比べて3倍リスクが高いことが示されている．可能な限り経験豊富なチームメンバーが，ビデオ喉頭鏡ガイド下で気管内挿管を行い（可能な場合），試行回数を最小限に抑え，気道と実施者の距離を長くし，手技中の感染リスクを低減させることを心がける．卓越した技術を持っていれば，保育器内の閉鎖空間でも挿管は可能であり，感染リスクも低い．

呼吸補助装置・人工呼吸器

continuous positive airway pressure（CPAP）や high-flow nasal cannula もエアロゾルを発生するため，可能な限り保育器内で管理し，陰圧個室で対応する必要がある．なお，CPAP の排気口は保育器内に留めておく（ただし，湿度が上がる）．

呼吸器を使用する場合は，ウイルスフィルタを呼気側に装着し，フィルタは8〜12時間毎に交換することが望ましい．もともと呼気側にフィルタを装着するタイプの呼吸器も存在する．しかし，多くの呼吸器は後付けでフィルタを装着するため呼気抵抗に変化が生じ，新生児の呼吸が不安定になりやすい．このため呼気フィルタの装着は，成熟児に限り慎重に実施する必要がある．あらかじめ自施設の呼吸器で試しておくとよい．吸引には閉鎖式吸引システムを用い，回路の開放は最小限に留める．

4 最後に

COVID-19 に対応した PPE の装着には時間がかかるため，蘇生に遅れが生じ，臨床的に悪影響を及ぼす可能性が指摘されている[6]．また，手技の制限と不快感も報告されている．我々は，スムーズな蘇生を求められると同時に感染から自らも守らなければならない．そのためにも，安全かつ速やかな蘇生が実施できるよう日頃から COVID-19 を想定した蘇生シミュレーションを実施しておかなければならない．

参考文献

1) CDC（Centers for Disease Control and Prevention）. Guideline for isolation precautions: preventing transmission of infectious agents in healthcare settings, 2007. https://www.cdc.gov/infectioncontrol/guidelines/isolation/index.html（2022 年 12 月 7 日閲覧）
2) WHO guidelines on hand hygiene in health care: a summary. 2009. https://www.who.int/publications/i/item/WHO-IER-PSP-2009.07（2022 年 12 月 7 日閲覧）
3) 日本環境感染学会．医療機関における新型コロナウイルス感染症への対応ガイド 第 4 版．http://www.kankyokansen.org/uploads/uploads/files/jsipc/COVID-19_taioguide4.pdf（2022 年 12 月 7 日閲覧）
4) Chandrasekharan P, et al. Neonatal resuscitation and post-resuscitation care of infants born to mothers with suspected or confirmed SARS-CoV-2 infection. Am J Perinatol. 2020; 37: 813-24.
5) Couper K, et al. COVID-19 in cardiac arrest and infection risk to rescuers: a systematic review. Resuscitation. 2020; 151: 59-66.
6) Cavallin F, et al. Impact of personal protective equipment on neonatal resuscitation procedures: a randomised, cross-over, simulation study. Arch Dis Child Fetal Neonatal Ed. 2022; 107: 211-5.

〈久田　研〉

MEMO

3 出生直後の児の評価

Point

- 蘇生が必要な状態は「弱い呼吸」と「筋緊張低下」である.
- 「弱い呼吸」には無呼吸だけでなく，あえぎ呼吸も含まれる.
- 「筋緊張低下」は運動が少なく四肢を投げ出している状態である.

出生直後の新生児の蘇生を効果的に行うためには，児の状態を迅速に評価する必要がある．出生した直後の児を見て，初めに判断するべきことは「蘇生が必要かどうか」である．児の状態の評価方法の一つに Apgar スコアがあるが，蘇生を要する児には，Apgar スコアの 1 分値をつける前に開始されるべきである．このため，新生児蘇生では Apgar スコアは用いられない．巻頭のアルゴリズム図に示すように，最初の評価項目（黄色のひし形）は①早産児，②弱い呼吸・啼泣，③筋緊張低下，の 3 つである．このいずれか 1 つでも該当する場合にアルゴリズムを下にたどって，新生児蘇生を開始することになる．①～③のどれも当てはまらない場合，（母親の側で）ルーチンケアを行う.

① 早産児

この項目のみ，出生前のブリーフィングの段階で把握することができる．在胎 37 週未満の児を早産児とする．早産児では正期産児に比べ，胎児予備能が低く，分娩により仮死に陥りやすいと考えられる．また，呼吸中枢が未熟で肺が硬いなどの理由で，自発呼吸が不十分になるリスクがある．低体重のため低体温になりやすいことも注意が必要である．このため，他の②③について当てはまらなくても，初期処置の対象となり，より慎重な全身観察が求められる.

週数不明だったら？

未妊健の飛び込み出産など，週数不明のお産に立ちあうこともある．分娩直前の診察で胎児の推定体重などの情報があれば，筆者は 2,500g 未満の場合は早産の可能性があると考えるが，体重が大きくても未妊健母体児にはどんなリスクがあるかわからない

JCOPY 498-14580

ので，ハイリスク児として扱い，初期処置を行い慎重に観察することも重要である．

❷ 弱い呼吸・啼泣

十分な呼吸とは「力強く泣いている」あるいは「十分な呼吸運動があり，刺激をすると力強く泣くことができる」のいずれかである．これ以外はすべて「弱い呼吸・啼泣」とみなして，蘇生の初期処置に進む．

「あえぎ呼吸」は大きさや周期が不規則な呼吸のことを指し，胎内で脳が低酸素に曝露した結果生じる異常な呼吸パターンのことである．これは無呼吸と同等に扱い，蘇生の中でも呼吸補助の対象になる．

❸ 筋緊張 図1

筋緊張とは，元気であるかどうかである．正期産児の自然肢位は四肢屈曲の状態で，状態が良ければ盛んに四肢を動かす． 図1 のように，四肢を屈曲した姿勢を「W-M」の姿勢と評価する．また，屈曲の状態から手や足を持って軽く引っ張り，四肢を伸ばそうとすると，瞬時に元のW-Mの姿勢に戻ろうとする．

四肢をだらんと投げ出して弛緩していたり，自力で四肢を動かさない場合，「筋緊張低下」とする．

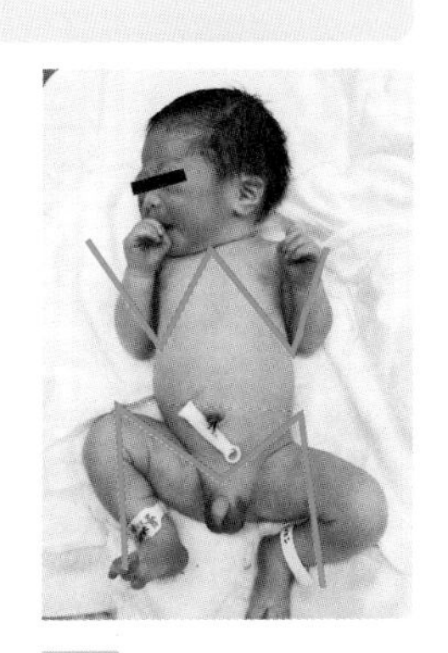

図1 筋緊張良好な児の肢位
四肢を屈曲させた状態を「W-Mの肢位」という．

❹ 呼吸と筋緊張の関係性

出生の前後で，胎児から新生児となり，ガス交換の場が胎盤から肺に移る．酸素を全身に供給するメカニズムが大きく変わるこの過程のどこかに障害を生じると，体循環中の血液酸素分圧は上昇しない．このような低酸素状態では優先度の高い臓器への血流を維持させようとする機構が働き，心臓や脳への血流がまず優先され，その代償で腎・腸管・筋肉などへの血流は低下する．優先度の高い脳への酸素供給が不十分になった結果，呼吸運動抑制や筋緊張低下，徐脈などをきたす．心筋の低酸素でも徐脈・低血

表1 低酸素状態がもたらす徴候

新生児に出現する徴候	原因
筋緊張低下	脳，筋肉，その他の臓器への不十分な酸素供給
呼吸運動の抑制	脳への不十分な酸素供給
徐脈	心筋または脳幹への不十分な酸素供給
低血圧	心筋への不十分な酸素供給，失血
多呼吸	肺水の吸収不全
チアノーゼ	血液中の不十分な酸素

圧・筋緊張低下を生じる．このため，筋緊張低下や不十分な呼吸運動は，全身の重度の低酸素状態を示すサインなのである **表1** ．

以上，①～③のいずれかを認める場合，直ちに蘇生に入る．

以前にNCPRを受講したことがある人は，「胎便による羊水混濁への対応は？」と疑問を持つ人もいるだろう．初期処置の前に気管吸引を行うことが勧められていたが，この処置は胎便吸引症候群予防のエビデンスに乏しいため，ルーチンでは行わない．ただし禁忌とはなっておらず，熟練した蘇生者が臨機応変に対処することは許容される．なお，胎便による羊水混濁があっても，元気な児に対しては，気管吸引を行うメリットはなく，むしろ合併症の懸念があるために行わないほうがよい．

参考文献

1）細野茂春，監修．日本版救急蘇生ガイドライン 2020 に基づく新生児蘇生法テキスト 第4版．メジカルビュー社；2021.

〈大川夏紀〉

MEMO

COLUMN

なぜ出生直後のチェックポイントに「皮膚色」が含まれないのか？

Apgarスコアの評価項目には「皮膚色」があるが，蘇生を始める前の評価項目に「皮膚色」はない．実は出生直後の新生児は皮膚色が悪くて当然なのである．ここでは，①新生児の血中酸素飽和度上昇には時間がかかること，②皮膚色不良（チアノーゼ）と酸素化不良は同義ではないこと，について述べる．

1 新生児の血中酸素飽和度上昇には時間がかかる！

胎児の動脈血中の酸素分圧は新生児に比べてとても低く，出生して肺呼吸が始まってもすぐには上昇しない．図1は，在胎週数37週以上の正期産児の酸素投与がない状態における出生後の SpO_2 値の推移を示したグラフである．90%tileの児が SpO_2 90%を超えるのには，生後約10分かかる．正期産児に比べると早産児はさらに遅くなる．このことから，NCPR2010より SpO_2 値の目標値（経過時間1分：60%，3分：70%，5分：80%，10分：90%）がアルゴリズム上に表示されるようになった．正期産・早産にかかわらず，SpO_2 がこの数値を下回る場合に，上限を95%として酸素投与を検討する．SpO_2 の絶対値だけでなく，上昇傾向であ

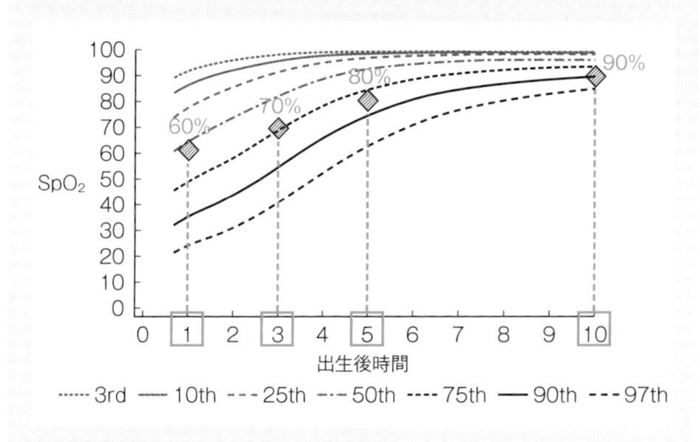

図1 正期産児における SpO_2 値の推移
(Dawson JA, et al. Pediatrics. 2010; 125: e1340-47)

ることが重要で，目標値よりも多少低い値でも，上昇傾向にあれば酸素投与を行わずに待っても構わない．

2 チアノーゼと酸素化不良は同義ではない！

アルゴリズム上「チアノーゼ」という言葉は安定化のアルゴリズムに入って初めて登場する．NCPR2020から「チアノーゼ（酸素化不良）の確認」とされた．酸素投与の可否については「酸素化」を評価する必要があり，実は，皮膚色では酸素化について過大・過少評価をしてしまう可能性がある．

我々が「皮膚色」を見て酸素化を評価する場合，「チアノーゼ」かどうかを判断するが，チアノーゼは「酸素化不良」とは同義ではない．チアノーゼは，皮膚・粘膜の青紫色変化のことで，毛細血管内血液中の還元型ヘモグロビン（酸素と結びついていないヘモグロビン）が5g/dL以上に上昇すると出現する．これは，血中のヘモグロビン濃度に影響を受けることを意味する．血中ヘモグロビン濃度が低い貧血の状態だとチアノーゼは出現しにくくなり，逆に多血の状態だとチアノーゼが出現しやすいのである．健康な正期産児は生理的に多血であることが多いためチアノーゼが出やすい，あるいは何らかの理由で失血していたり，早産児など貧血の状態にあるとチアノーゼは出にくいということになる．結果，不適切な酸素使用につながりやすい．

このため，肉眼的な皮膚色の観察は信頼性が乏しいとされ，新生児蘇生中は，SpO_2モニタを用いた客観的な酸素化の評価が推奨されている．また，右上肢に，装着することが重要である．

出生直後の新生児には動脈管血流が流れており，動脈管が分岐する前後で動脈血中の酸素分圧が異なる．腕頭動脈は動脈管よりも先に大動脈から分枝して右上肢や脳に血流を送る．このためSpO_2モニタを装着し得る四肢の中で右上肢は最も酸素化が良い動脈血が流れている．先述の通り，不必要な酸素投与を避ける目的で右上肢にモニタを装着してSpO_2を評価することが重要である．

皆さんご存じの通り，SpO_2モニタは正確な数字を表示するまでに時間を要する．新生児蘇生の現場では，新生児用プローブを用いても生後約90秒で測定可能となるとされている．新生児蘇生では，呼吸・心拍が不十分な児には生後 60 秒以内に人工呼吸を始めることが重要であるため，蘇生の対象となる児については出生後速やかにモニタを開始する必要がある．

胎児仮死・新生児仮死とは，全身の臓器の虚血・低酸素であり，低酸素の状態が続くと当然各臓器の細胞が酸欠を起こして不可逆的な障害を負う．しかし，過剰な酸素も細胞に有害であることがわかっている．このため，過剰な酸素投与も回避をする必要がある．蘇生を要する児に速やかに蘇生を行い，低酸素・虚血の状態から児を救い，かつ酸素過剰投与からも守る，この 2 つを同時に叶えるためにアルゴリズムの表記はとても工夫されている．

文献

1) Katheria A, et al. Newborn resuscitation. In: Gleason CA, et al, eds. Avery's diseases of the newborn, 10th ed. Elsevier; 2018. p.273-89.
2) Dawson JA, et al. Defining the reference range for oxygen saturation for infants after birth. Pediatrics. 2010; 125: e1340-7.
3) 細野茂春，監修．日本版救急蘇生ガイドライン 2020 に基づく新生児蘇生法テキスト 第 4 版．メジカルビュー社；2021.

〈大川夏紀〉

MEMO

4 ルーチンケア

Point

- 出生直後のチェックポイント３項目（早産児かどうか，弱い呼吸・啼泣か，筋緊張は低下しているか）のいずれにも該当しない新生児について，ルーチンケア（保温，気道確保，皮膚乾燥）を実施する．
- 母子関係への配慮から，母親のそばで児のルーチンケアを行うことが推奨されており，新生児の観察を継続しながら，母親の体調や安全に配慮して実施する．

❶ ルーチンケアの実施

出生後直後のチェックポイント３項目のいずれも該当しない，すなわち，①正期産児である，②強い啼泣あるいはしっかりとした自発呼吸，③良好な筋緊張が認められる新生児は，ルーチンケア（保温，気道確保，皮膚乾燥）を実施する．

保温

温めたラジアントウォーマーなどに新生児を移動し，体温維持を心がける 図1a ．

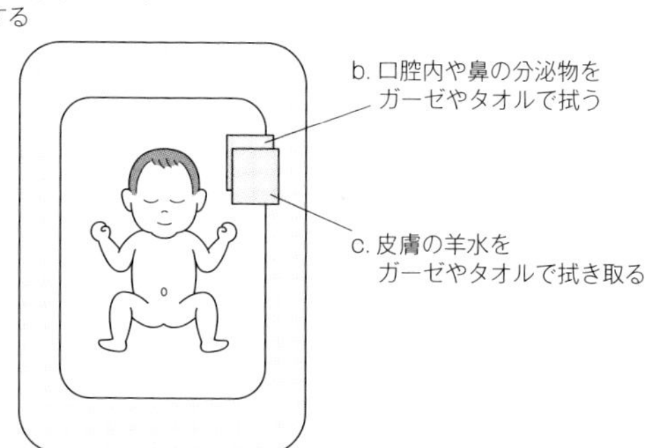

図1 ルーチンケアを行うポジショニング

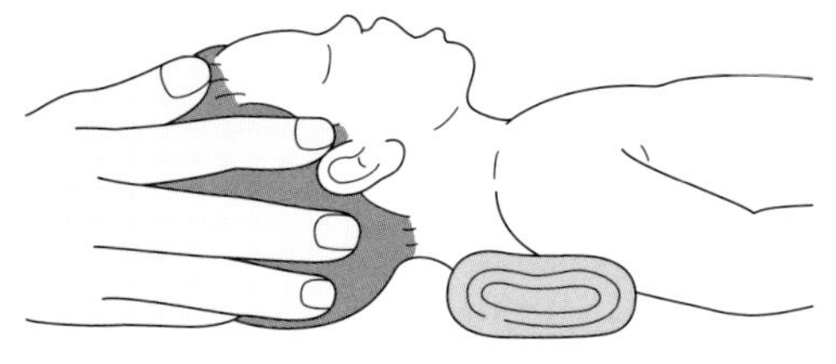

図2 気道確保
肩枕を使用する.

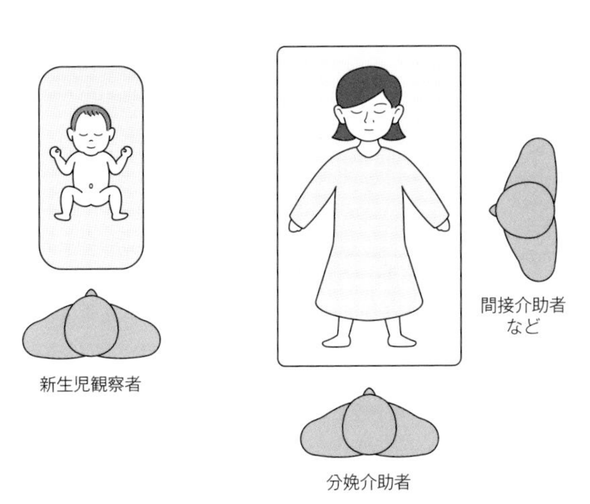

図3 母親の側での観察（イメージ）
いつでも使用できるよう SpO_2 モニタ，酸素，聴診器，バッグマスクなどを準備する.

気道開通

口腔内や鼻の分泌物は，ガーゼやタオルで拭えばよく，ルーチンの口腔内・鼻腔吸引の必要はない **図1b**．気道が開通しやすい体位で観察する **図2**．

皮膚乾燥

温かいタオルなどを用いて皮膚の羊水を拭き取り乾燥させる **図1c**．

さらなる評価

母子関係への配慮から，児のルーチンケアは母親のそばで行うことが推奨されている．さらに，出生直後に分娩室で行われる早期母子接触：early skin-to-skin contact は，母児の相互作用の有用性が示されている（*「早期母子接触」実施の留意点については，日本周産期・新生児医学会ホームページ[2] 参照）.

ただし，しばらく経ってから努力呼吸の出現や，チアノーゼを認める場合があるため，ルーチンケアに移行した場合でも継続的に注意深く評価することが必要である．スタッフによる新生児の観察を継続しながら，母親の体調や安全に配慮して行う **図3** ．問題があれば SpO_2 モニタを装着できるように準備し，アルゴリズム内に戻り蘇生ができる環境を整えておく必要がある.

参考文献

1) 細野茂春，監修．日本版救急蘇生ガイドライン 2020 年に基づく新生児蘇生法テキスト第 4 版．東京．メジカルビュー社；2021．p.67-8.
2) 日本周産期・新生児医学会ホームページ：「早期母子接触」実施の留意点．http://www.jspnm.com/sbsv13_8.pdf（2022 年 12 月 7 日閲覧）

〈高島えり子〉

MEMO

COLUMN

早期母子接触の意義

1 母子接触とは

早期の母子接触（skin-to-skin contact: SSC）とは，出産直後で仰臥位の母親と出生後に水分を拭ってオムツのみを着けた新生児を直接向かい合わせで肌と肌が触れ合うように抱かせ，母子を毛布やタオルケットで包むことを指す 図1 .歴史的には保育器などの環境が整っていない1970年代のコロンビア・ボゴダで低出生体重児に対して実施されたことがSSCのはじまりとされる．国内では正期産児の生後に実施される早期母子接触をSSCと呼び，NICUなどで入院中の児に実施される母子接触は「カンガルーケア」と呼称されている．世界保健機関（WHO）では母子に速やかな医学的介入の必要性がない限り，帝王切開などの分娩方法にかかわらず生後早期（10分以内）から少なくとも1時間のSSC実施を推奨している．また，SSC中は児に“crawling”と呼ばれる動きがみられ，短時間の動作で乳房と乳首に到達して初回授乳が試みられるため，体重やバイタルサインの測定などは初回授乳完了後に行うべきとされている．

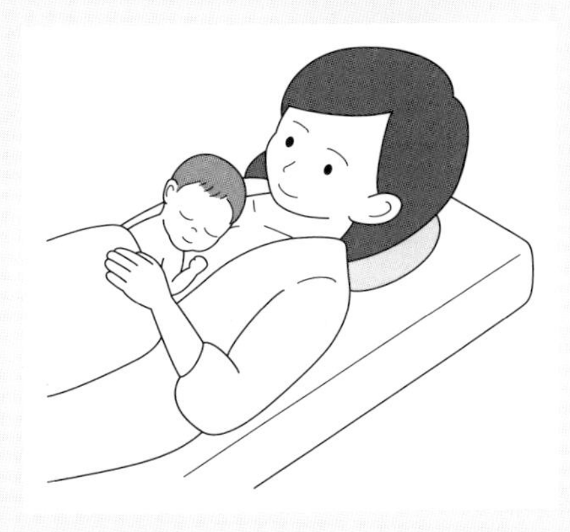

図1 母子接触（skin-to-skin contact: SSC）

2 早期母子接触の効果

SSC についてこれまで多数の研究があり，以下の効果が報告されている．

・母子双方を落ち着かせ，リラックスさせる．
・児の心拍数と呼吸を調節し，子宮外環境への適応を補助する．
・児の消化と授乳への興味を刺激する．
・児の体温を調節する．
・児の血糖値を上昇させる．
・児への良好な細菌叢定着を促す．
・母乳育児と母性をサポートするホルモンの放出を刺激する．
・母乳育児期間を延長する．

母乳育児期間の延長や心肺機能の安定，血糖値上昇についてはCochrane review やメタ解析でエビデンスとして報告されている[1)]．

3 最近の検討

1,800 名以上を対象としたイスラエルの研究では，帝王切開や鉗子分娩は出産後心的外傷後ストレス症状に関連し，SSC の実施が軽減すると報告されている[2)]．選択的帝王切開後の 5 分以内に SSC の有効性を調査したオーストラリアの研究では，早期の授乳開始と退院時の高い母乳育児率を示し，不安や抑うつが少ないことが報告されている[3)]．Bigelow らは SSC の効果について児が 9 歳になるまでのフォローアップ研究を実施し，SSC により放出されるオキシトシンが長期的に良好な母子関係に関連したと報告している[4)]．

一方，WHO は COVID-19 の流行下であっても，早期の SSC と早期からの完全母乳育児を継続することを推奨している．これは，SSC や母乳育児推進の利点が COVID-19 感染に伴うリスクを大幅に上回るためとされている．しかし国内では，データは限られるが COVID-19 の水平感染を防ぐために，陽性母体と新生児を分離することが，現時点での最も安全なアプローチとされている[5)]．

4 安全上の配慮

SSC 実施中は専門スタッフが児の安全なポジショニングと顔色および皮膚色が良好で気道が塞がれていないことを確認するために，指導や観察を継続する必要がある．また児が暖かく包まれて体温が保持されていることにも留意する．さらに，初回授乳のために母親が体位を変える場合もあり，児が転落しないように気をつけることも重要である．国内でもSSC 実施中のチアノーゼや心肺停止，転落事故などが報告されている．一方，SSC 中における母子の状態悪化，転落のリスクは実施前に把握する必要がある．リスク因子として低 Apgar スコア，難産，過度の眠気，鎮静剤や鎮痛剤投与などがあげられる．

参考文献

1) Moore ER, et al. Early skin-to-skin contact for mothers and their healthy newborn infants. Cochrane Database Syst Rev. 2016; 11: CD003519.
2) Kahalon R, et al. Mother-infant contact after birth can reduce postpartum post-traumatic stress symptoms through a reduction in birth-related fear and guilt. J Psychosom Res. 2022; 154: 110716.
3) Sheedy GM, et al. Exploring outcomes for women and neonates having skin-to-skin contact during caesarean birth: a quasi-experimental design and qualitative study. Women Birth. 2022; 35: e530-8.
4) Bigelow AE, et al. Mother-infant skin-to-skin contact: short- and long-term effects for mothers and their children born full-term. Front Psychol. 2020; 11: 1921.
5) Hosono S, et al. Management of infants born to mothers with suspected or confirmed SARS-CoV-2 infection in the delivery room: a tentative proposal 2020. Pediatr Int. 2021; 63: 260-3.

〈東海林宏道〉

MEMO

5 蘇生の初期処置

Point

- 出生後のチェックポイント3項目（早産児，弱い呼吸・啼泣，筋緊張低下）のいずれかを満たす全新生児に対し，初期処置を行う.
- 「遅延なき有効な人工呼吸」をスローガンに，蘇生の“そ”である初期処置を行う.
- 初期処置は一次性無呼吸の治療であると共に，その後の処置フローへの助走であるため確実に行う！

❶ 蘇生の初期処置の手順

リーダーの指示のもと，手際よくぬかりなく蘇生の初期処置（保温，体位保持，気道開通，皮膚乾燥と刺激）を行う.

下記に当院で実施している，初期処置の正期産児と早産児の例を示す.

正期産児例

- **保温**：室温を25℃に温めておく．ラジアントウォーマーの下に児を収容する.
- **体位保持・気道開通**：タオルで作成した肩枕を入れ，気道確保を行う．口腔内分泌物や胎便を認める際は，10Fr吸引カテーテル（カテーテルサイズはp.30“4. 気道開通”を参照）で口鼻腔吸引を行う.
- **皮膚乾燥・刺激**：事前にタオルを重ねて敷き，ラジアントウォーマーで温めておく．乾いたタオルで羊水を拭きとり，全身を優しく拭く．後頸部・頭部・顔面もしっかり拭く．濡れたタオルは取り除く．さらに背中を優しくさすり，足底をたたいて刺激を行う.

早産児例（在胎28週以下） 図1

- **保温**：室温を27℃以上に温めておく．ラジアントウォーマーの下に児を収容する.
- **体位保持・気道開通**：滅菌ガーゼで作成した肩枕を入れ，気道

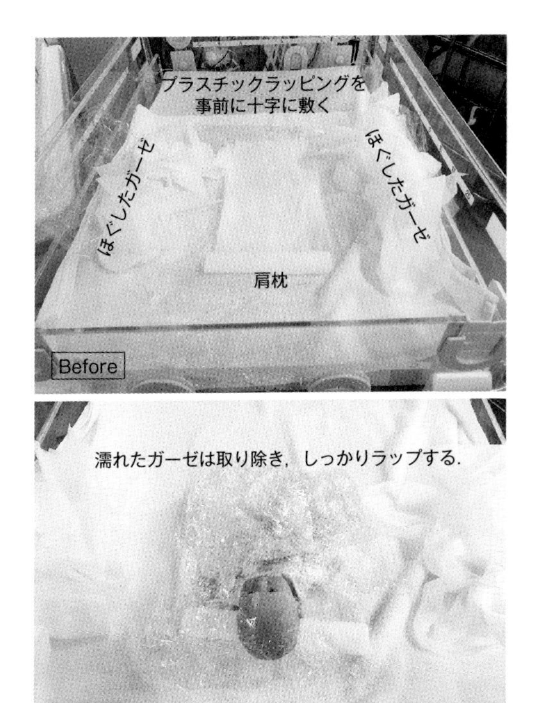

図1 初期処置の準備および実践例

確保を行う．8Fr 吸引カテーテルで口鼻腔吸引を行う．

・**皮膚乾燥・刺激**：事前にプラスチックラッピングを十字に広げ，滅菌ガーゼを敷き，ラジアントウォーマーで温めておく．軟らかくほぐしたガーゼで全身の羊水をおさえ拭きする．濡れたガーゼは取り除く．児の下に敷いていたガーゼを取り除く際，脆弱な皮膚を剥がさないように注意する．20cm ほど臍帯ミルキングを行い，臍帯クリップ後に，ラップで児を包み，蒸散による低体温を予防する．

② 保温

仮死のない新生児の体温は，出生から入院までの間，蘇生全体を通じて深部体温 36.5〜37.5℃を維持するようにする．

在胎 32 週未満の早産児では，ラジアントウォーマー，23〜

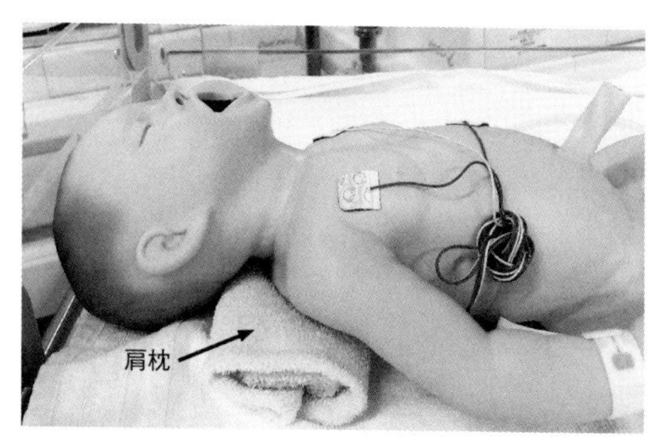

図2 頭の大きい新生児では「肩枕」を使用する

25℃の環境温，プラスチックラッピングなどを組み合わせて，入院時体温が低体温（36.0℃未満）にならないよう配慮する．処置を行う際に，術者の頭でヒーターを遮らないように，気をつける．

③ 体位保持

蘇生の初期処置を行う新生児は，仰臥位で“sniffing（＝臭いを嗅ぐ）position”（児の頸部をわずかに伸展，頭部を後屈，下顎を挙上し，気管-喉頭-後咽頭が直線上に並ぶような姿勢）をとらせることで気道確保を図る．

頭の大きい新生児では，「肩枕」を使用することで体位保持を行いやすくなる **図2** ．

④ 気道開通

口腔内分泌物を認める場合や，気道確保しても十分な換気が得られず，気道閉塞が考えられる場合は，口鼻腔吸引を行う．

体格に合わせた吸引カテーテルサイズ（正期産児：10Fr，低出生体重児：6Fr または 8Fr）を用いて 100mmHg（13kPa）を超えない吸引圧で，口→鼻の順に吸引する．羊水胎便混濁を認めた場合は，12Fr または 14Fr の太めのカテーテルで吸引する．迷走神経反射を防ぐため，咽頭まで深く挿入しないよう，長時間吸引しないよう（5 秒程度），配慮する．

吸引はルーチンで行う必要はない．しかし，必要な時に速やかに確実に行えるように，立ちあい準備として，吸引器が作動することを出生前に確認しておく．準備を怠るべからず！

5 皮膚刺激

第一呼吸は皮膚刺激により誘発される．乾いたタオルで皮膚を拭くことは，低体温の予防だけでなく，呼吸誘発のために皮膚刺激を兼ねている．

ラジアントウォーマーの下で温めておいたタオルで体表の水分を拭き取り，ぬれたタオルを取り除き，再度乾いたタオルで背中，体幹，四肢を優しく拭く．自発呼吸が促されない場合は，児の足底を軽くたたいたり，背中をさすったりして，刺激する．

6 蘇生の初期処置にかける時間

新生児蘇生では“遅延なき有効な人工呼吸”，すなわち「必要な児に生後遅くとも 60 秒以内に人工呼吸を開始すること」をスローガンとしている．

そのため，アルゴリズムの第一歩である蘇生の初期処置は漠然と時間をかけるのではなく，おおむね 30 秒以内で行い，人工呼吸が必要と判断した場合には，速やかに（早ければ早いほど良い！）人工呼吸を開始できるようする．

蘇生の初期処置は次の処置フローへの助走であると認識してほしい．

参考文献

1) 細野茂春，監修．日本版救急蘇生ガイドライン 2020 に基づく新生児蘇生法テキスト 第 4 版．メジカルビュー社；2021.

〈池田奈帆〉

MEMO

COLUMN

気管内の胎便除去は必要か？

基本的には「ルーチンの気管内の胎便除去は不要」である．その理由として以下があげられる．

①胎便性羊水混濁をきたした活気のない児に対して，ルーチンに気管挿管後に気管吸引を行うことの有効性は示されていない[1)]

以前は，自発呼吸の誘発よりも気管内からの胎便除去を実施することが胎便吸引症候群の防止には有効であり，胎便性羊水混濁のある活気のない新生児に対して，ルーチンでの挿管と気管吸引が提案されてきた．

一方，2015 年以降，新たなシステマティックレビュー[2)]が完成し，ルーチンの胎便吸引に対しより直接的に反対する提案がされた．

なお，胎便性羊水混濁を伴って出生した新生児の 3〜5% は胎便吸引症候群を合併し，出生時に高度な蘇生を要することがある．胎便による気道閉塞の解除のために挿管と気管吸引が必要となる症例も存在し，挿管および気管内吸引のリスクやメリットは在胎週数，症例，術者の経験，施設の機器・対応など現場の状況によって異なるため，熟考する必要がある．

②胎便性羊水混濁があっても児が元気な場合は，気管吸引は予後改善につながらず，かえって気管吸引や気管挿管による合併症が問題となる

不必要な気管吸引は新生児の徐脈を引き起こすリスクがある．また，新生児の挿管時には，酸素化障害や肺コンプライアンス低下，脳血流低下が起きるリスクがある[3)]．

③ルーチンの気管吸引は，人工呼吸開始の遅れに結びつき，“遅延なき有効な人工呼吸” の妨げになる可能性がある

さらに，バッグマスク換気の開始の遅れは死亡率増加に関係する．

ただし，禁忌事項ではないため，児の活気や羊水混濁の適度に応じて，適宜気管吸引を選択してもよい．

参考文献

1) 宮園弥生，理論と実践―新生児蘇生 NCPR2020 を読み解く―，日周産期・新生児会誌．2021; 51: 994-7.
2) Wyckoff MH, et al. Neonatal Life Support: 2020 International Consensus on Cadiopulmonary Resuscitation and Emergency Cardiovascular Care Science With Treatment Recommendation. Circulation．2020; 142: S185-221.
3) 亀井良政，理論と実践―新生児蘇生 NCPR2020 を読み解く―．日周産期・新生児会誌．2021; 51: 991-3.

〈池田奈帆〉

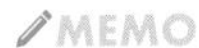

6 蘇生の初期処置後の評価

Point

・失敗しない新生児蘇生は，正確な呼吸状態および心拍数の評価から始まる．

初期処置後は，その効果を判定するために，呼吸状態と心拍数を確認し SpO_2 モニタ装着を検討する．自発呼吸なし，あるいは心拍 100/分未満であれば，アルゴリズム上の「救命の流れ」の方へ進み，自発呼吸あり，かつ心拍 100/分以上であれば，「安定化の流れ」の方へ進んでいく．

① 呼吸の確認

自発呼吸の確認

呼吸に合わせて，左右対称に胸郭が挙上することを確認する．

努力呼吸の確認

努力呼吸とは，多呼吸（60 / 分以上），陥没呼吸（鎖骨上窩，または肋間），呻吟，鼻翼呼吸のことである．

あえぎ呼吸の有無

「あえぎ呼吸」とは死戦期呼吸であり，「心拍数低下を伴う無効な呼吸」のことである．低酸素状態で認められる異常な呼吸パターンで，5 秒に 1 回程度みられるような断続的な呼吸であり，自発呼吸なしと同義である．実際の蘇生現場でも，しばしば努力呼吸と混同されることがあるため注意が必要である．蘇生中に判断に迷ったら，あえぎ呼吸として対応すべきである．

② 心拍の確認

心拍数の確認

聴診器を用いた心音の確認が最優先である．「臍帯の付け根の部分を指でつまんで臍帯動脈の拍動をカウントする方法」は心拍数を過小評価する恐れがあるため注意が必要である．

心拍数の共有

蘇生中は，カウントした心拍数を周囲のチームメンバーと直ちに共有することが重要である.「蘇生台をたたく」,「メンバーの肩をたたく」といった，non-verbal communication で知らせることも一つの方法である.

❸ SpO_2 モニタ装着の検討

初期処置後に，自発呼吸なし，あるいは心拍 100/分未満の場合は，直ちに人工呼吸を開始し，その後，右上肢に装着した SpO_2 モニタの値を指標に酸素投与を行うかどうかを決定する．また，初期処置後に，努力呼吸あるいはチアノーゼを認める場合は，SpO_2 モニタを装着したうえで，空気を用いた CPAP または酸素投与を検討する.

❹ その他の注意点

蘇生に失敗しなければ，ほとんどすべての場合で心拍数は上昇する．逆に，蘇生に失敗したまま時間が経過すれば，心拍数は低下する．初期処置後の評価に大切なことは，正確な呼吸状態，心拍数の評価を行い，失敗しない蘇生を行う準備をすることである.

参考文献

1）細野茂春，監修．日本版救急蘇生ガイドライン 2020 に基づく新生児蘇生法テキスト 第 4 版．メジカルビュー社；2021.

〈田中　登〉

MEMO

COLUMN

なぜ SpO_2 モニタを右手に装着するのか？

1 胎児循環から新生児循環への移行 ～並列循環から直列循環へ～

胎児循環 図1

胎児循環の特徴は，右心室と左心室が並列循環であること，胎盤で酸素化が行われているため肺循環の必要性が少ない，つまり肺血流が少ないことである．胎児循環には１つの心内短絡（卵円孔）と２つの心外短絡（静脈管，動脈管）が存在する．右心室から駆出される血流のほとんどは動脈管を介して肺動脈から下行大動脈へと流れる．

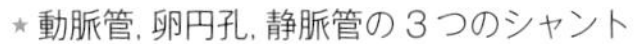

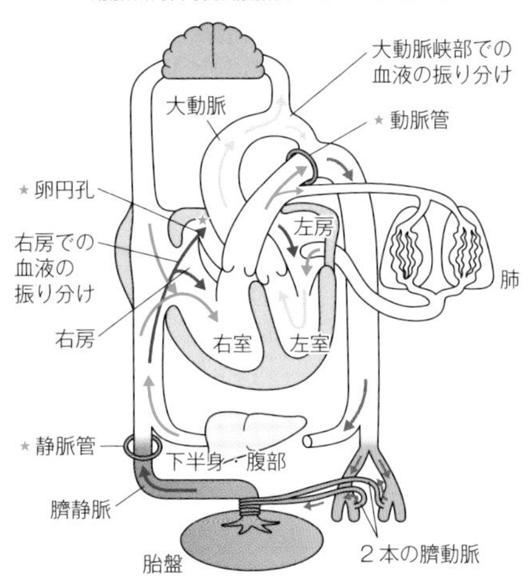

図1 胎児循環
〔本田義信．Neonatal Care. 2014; 27(12)〕

新生児循環 図2

正常新生児は，第一啼泣とともに肺血管抵抗は急激に低下し，さらに胎盤から切り離されることで臍帯血流は途絶し，体血管抵抗は急激に増加する．同時に肺血流が増加すること

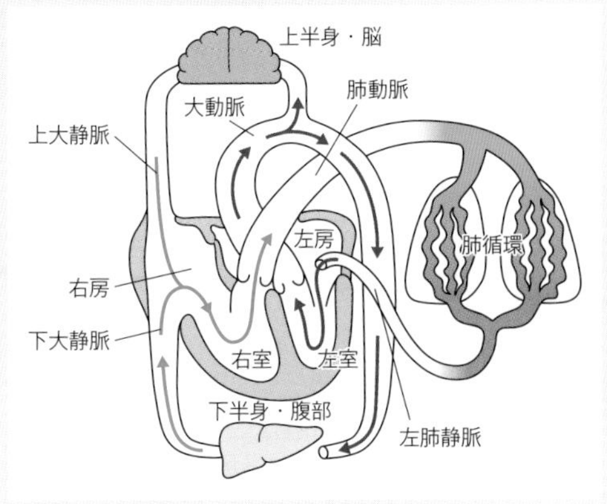

図2 新生児循環
〔本田義信. Neonatal Care. 2014; 27(12)〕

で，動脈血酸素飽和度が上昇し，動脈管は閉鎖へ向かう．出生後は右心室が肺循環を，左心室が体循環を担う直列循環へと移行する．

2 なぜ出生直後の SpO_2 モニタは右手に装着するのか？

新生児循環へと移行したばかりの出生直後は，多くの場合動脈管は開存している．出生直後の肺血管抵抗はまだ高いため，血流は動脈管を介して肺動脈から大動脈へと流れる（右左短絡）．そのため，動脈管以後（post ductal）の体循環（両下肢，時に左上肢）の動脈血酸素飽和度は低下するが，動脈管以前（pre ductal）の体循環（右上肢）は，心内シャントがなければ，肺で酸素化された動脈血酸素飽和度を反映する．つまり，右上肢は pre ductal であり，（心内シャントがなければ）蘇生処置の有効性（肺での酸素化）を反映しやすい．

3 新生児管理における SpO_2 モニタの有用性

SpO_2 モニタは何をみているのか？

SpO_2 は percutaneous（経皮的）oxygen saturation の略語で，SpO_2 モニタで非侵襲的に測定される経皮的動脈血酸素飽和度である．動脈血酸素飽和度とは，動脈血中の全ヘモグロビン（Hb）のうち，酸素と結合している酸化 Hb の割合のことである．SpO_2 モニタは２種類の波長の光を用いて，酸化 Hb とその他の Hb を識別する．

出生後における SpO_2 低下

出生後の SpO_2 低下の原因として，呼吸器疾患，先天性心疾患および新生児遷延性肺高血圧症（PPHN）が重要である．SpO_2 低下を認めた際は，右上肢と下肢の SpO_2 の差がないかを確認することが重要である．SpO_2 の上下肢差（上肢>下肢）を認めた場合は，静脈血が動脈管を介して下行大動脈に流入している可能性が高く，動脈管依存性の先天性心疾患や PPHN の鑑別が必要である．

SpO_2 モニタによる先天性心疾患スクリーニング

2011 年，米国小児科学会より SpO_2 モニタを用いた先天性心疾患スクリーニングが提案され，日本においても普及が進んでいる．SpO_2 の上下肢差が 5%以上である場合は，心エコーによる動脈管短絡を確認する必要がある〔*SpO_2 測定が下肢で行われた場合，肺血管抵抗の高い大血管転位症（上肢<下肢）などの一部の先天性心疾患は見逃される可能性があることに注意が必要である〕．

4 その他の注意点

緊急時の蘇生は何度経験しても緊張するものである．経験が浅いと，つい SpO_2 モニタの画面ばかり気になってしまう．しかし実際の蘇生現場では，SpO_2 モニタの装着がうまくいかず，モニタリングできないことも多々経験する．重要なのは確実な人工呼吸と，正確な身体所見の評価，とりわけ心拍数の上昇が重要である．SpO_2 の値ばかりに気をとられるのではなく，実際の患児をよく観察し，確実な蘇生を行うことが何よりも大切である．

参考文献

1）細野茂春，監修．日本版救急蘇生ガイドライン 2020 に基づく新生児蘇生法テキスト 第４版．メジカルビュー社；2021.
2）稲村 昇．胎児循環生理．J Pediatr Cardiol Card Surg. 2016; 32: 451-61
3）杉浦 弘．新生児蘇生法では右手に SpO_2 モニターを付けるのはなぜ？ Neonatal Care 春季増刊．メディカ出版；2012．p.22-3.

〈田中　登〉

JCOPY 498-14580

7 人工呼吸

Point

- 適切な「蘇生の初期処置」後も，自発呼吸がないか徐脈の場合は，生後 60 秒以内に 40～60 回/分の速度で陽圧換気を開始する.
- 徐脈がなくても CPAP や酸素投与で努力呼吸と酸素化不良が改善しない場合は人工呼吸を検討する.
- 陽圧換気の手技に自信を持つことで，急な新生児蘇生の依頼があっても落ち着いて対処することが可能となり，蘇生が後手に回ることを防ぐ.

1 人工呼吸開始の判断

新生児の多くは生後すぐに自発呼吸を開始するが，皮膚乾燥や皮膚刺激といったケア中に呼吸や啼泣を開始する場合もある．しかし，適切な「蘇生の初期処置」にもかかわらず，約 5%の出生児で自発呼吸が確立せず（あえぎ呼吸を含む），持続的な徐脈（心拍数 100/分未満）に陥ることがある．その場合は，生後 60 秒以内に 40～60 回/分の速度で陽圧換気（positive pressure ventilation: PPV）を開始する．また，徐脈を認めず自発呼吸があっても持続的気道陽圧（continuous positive airway pressure: CPAP）や酸素投与で努力呼吸と酸素化不良が持続する場合は，呼吸障害の原因を検索しつつ人工呼吸の開始を検討する.

2 使用デバイス

PPV に用いるデバイスとして，流量膨張式バッグ，自己膨張式バッグ，T ピース（レサシフロー，アトムメディカル®）といった選択肢があり，表1 にそれぞれの利点，欠点を示す．文献上は各デバイスによる蘇生効果の相違は明記されていないが，蘇生に反応が悪く，高い最大吸気圧（peak inspiratory pressure: PIP）が必要となった際にもとっさの対応ができることから，小児科医は普段から流量膨張式バッグの使用に慣れておくべきである．一方，T ピースは呼気終末陽圧（positive end-expiratory pressure: PEEP）をかけやすく，CPAP 用機器として呼吸安定

表1 流量膨張式バッグ，自己膨張式バッグ，Tピースの利点と欠点

流量膨張式バッグ	自己膨張式バッグ	Tピース
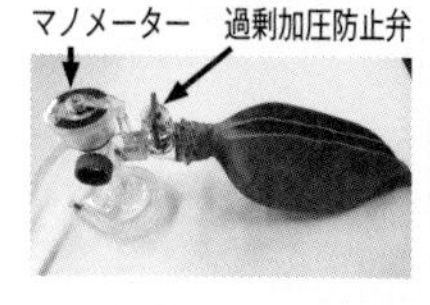 	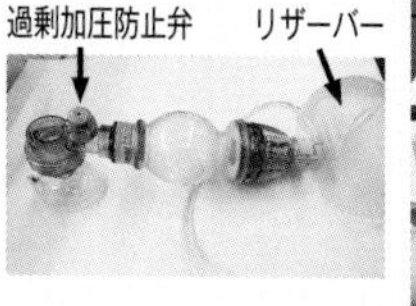 	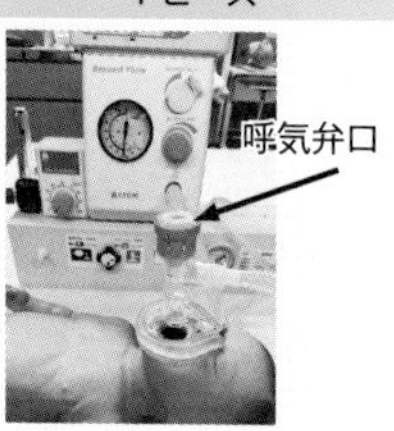
利点		
・高濃度酸素やフリーフロー酸素投与が可能. ・マスクの密着を常時確認できる. ・一定の吸気圧を供給することができる. ・PEEP/CPAP が実施できる.	・ガス源が不要（災害時も使用可）. ・PIP の調節が容易. ・過剰加圧防止弁で PIP を制限できる.	・操作が比較的容易. ・PEEP/CPAP をかけやすい. ・呼気弁の穴を塞ぐだけで PIP をかけることが可能. ・過剰な PIP をかけるリスクは低い.
欠点・制限		
・ガス源が必要. ・高い PIP を供給できてしまうためマノメーターが必要（過剰加圧防止弁がない場合）. ・トレーニング，経験が必要. ・ブレンダーがない施設では 100%酸素の使用に注意.	・PEEP/CPAP は不可. ・一定の吸気圧を供給することが困難. ・高濃度酸素供給にはリザーバー装着が必要. ・フリーフロー酸素投与に向かない. ・マスク密着が不十分でも加圧できてしまう.	・ガス源が必要 ・PIP の調節が難しく，蘇生への反応が悪い際にとっさの対応が困難.

化のために使用しやすいという利点から頻用している産科病棟や産科施設もあり，自発呼吸開始後も肺胞が虚脱しやすい早産児にも有用である．そのため，所属する診療チーム内で使用デバイスを標準化するのはもちろんのこと，各施設で新生児病棟と産科病棟で新生児蘇生時にどのデバイスを使用しているかをあらかじめ確認しておく必要がある．特にTピースで慣れている病棟であっても，流量膨張式バッグはいつでも使用できるようにしておかなくてはならない．また，災害時に医療ガス配管が使用不能になるリスクに備えて，自己膨張式バッグを常備しておくといった対策も検討すべきである．一方，フェイスマスクは一般的に新生児用と低出生体重児用の2種類があり **図1** ，児の大きさに応じて適切なサイズを選択する必要がある．鼻と口は覆うが，目にかからず顎に重ならない大きさを目安にする．クッションに空気を充

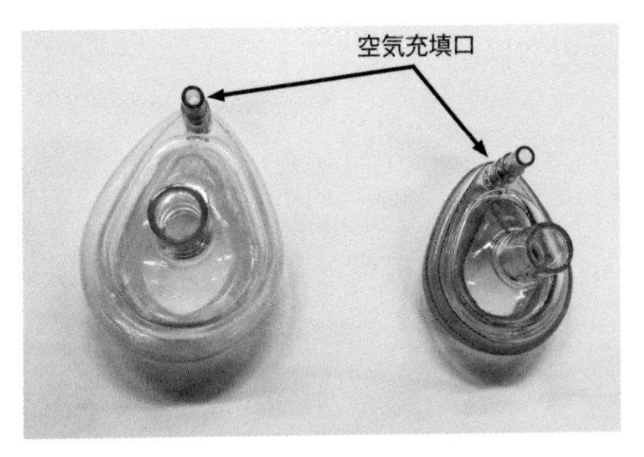

図1 新生児用マスク（左）と低出生体重児用マスク（右）

填するタイプのマスクでは，事前に適切な空気量が満たさされているか確認することも重要である．

③ 人工呼吸の実際

PPVの目標は，機能的残気量を確立して適切な換気量を提供し，効果的なガス交換を実現して自発呼吸を刺激するのと同時に，肺損傷を最小限に抑えることである．PPVを行う際はPIPをモニタリングし，最初の数回は20cmH$_2$Oで開始する．しかし，十分な胸郭挙上を得るために正期産児では30〜40cmH$_2$O，早産児でも20〜30cmH$_2$OのPIPを必要とする場合がある．PEEPはPPV中に換気量を維持し，肺機能と酸素化を改善するために重要で，蘇生中は5cmH$_2$Oでかけるように意識する．8cmH$_2$O以上のPEEPは気胸のリスクとされる．PPVの吸気時間について，正期産児と早産児にかかわらず初期の吸気時間は約0.3秒との報告もあり[1)]，1秒未満にすることが推奨されている．

④ 酸素投与と目標SpO$_2$値

正期産児や在胎35週以上の早産児では，空気による人工呼吸の開始が推奨されている．蘇生の初期処置を開始した後に，人工呼吸が必要になりそうと判断したら必ず右手にSpO$_2$モニタを装着するが，SpO$_2$モニタは装着から測定までに数分を要することもある．明らかな重症新生児仮死で人工呼吸への反応が悪い場合やSpO$_2$モニタで酸素飽和度や心拍数の数値が確認できない場合などは臨機応変に酸素を開始すべきである．NCPR2020では，目標のSpO$_2$値が示され，正期産児，早産児にかかわらず，生後1分で60%以上，3分で70%以上，5分で80%以上，10

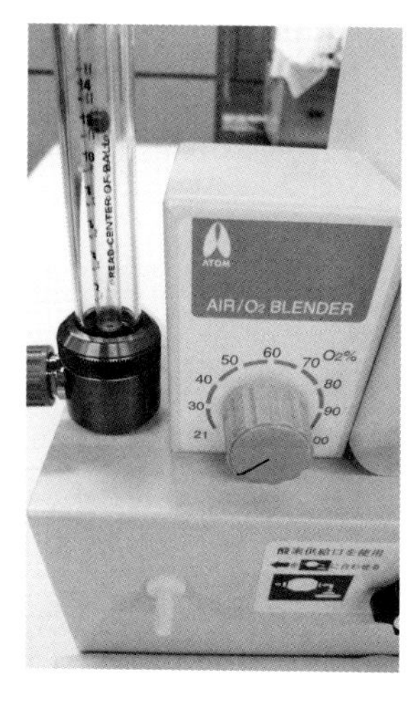

図2 ガス流量計とブレンダー

分で90%以上とし，SpO_2 の上限は95%を目安としているが，この数値に固執するあまり酸素投与開始の判断が遅れてはならない．酸素投与に際しては，可能な限りブレンダー 図2 を用意し，30%程度の低濃度から開始し，心拍数や SpO_2 値などを確認しながら調節する．徐脈が悪化して胸骨圧迫へ移行しそうであれば，躊躇せずに酸素を高濃度（80〜100%）とする．一方，一旦高濃度酸素を供給した後に，一気に減量すると急激に肺血管抵抗が上昇して，チアノーゼや循環不全をきたすflip-flop現象を呈するリスクがある．患児の状態やモニタ値を確認しながら酸素濃度が40%以上であれば5〜10%ずつ，40%未満であれば3〜5%ずつ，ゆっくり減量することも重要である．

5 有効性の評価

人工呼吸中の換気について確認する最善の方法は，心拍数の迅速な上昇である．心拍数の評価について，前胸部の聴診が主要な手段であるが，人工呼吸が必要な場合は確認のために処置が中断しないよう早期からの SpO_2 モニタあるいは心電図の装着が推奨される．上記のように SpO_2 モニタは数値の表示まで時間を要することもあり，特にハイリスク分娩を取り扱う施設では，蘇生時に心電図モニタが使用できるよう整備することが望まれる．心拍数の増加と十分な胸郭挙上が得られている場合は必要以上のPIPとならないよう配慮する．心拍数が60 /分以上となったのを確認できれば，最大 PIP を抑えつつ PPV を継続し，心拍数が100 /分を超えて自発呼吸を確認できれば，PPV の中止も考慮する.

❻ 改善しない時のチェックポイント

PPV 開始後も心拍数が増加せず，胸郭挙上が不十分な場合は以下のポイントを思い浮かべ，蘇生手技を中断することなく速やかにチェックし，実行する．マスクの大きさを確認し，圧迫強度や位置を微調整して良好な密着を確保する.

・頭部後屈の角度を調整して気道が屈曲していないか確認する.
・一旦マスクを外し，速やかに口鼻腔吸引を行う.
・口を少し開き，下顎を前方に挙上させる.
・胸郭挙上が得られるよう PIP を上げる.
・バッグの破損など，使用デバイスに不具合がないか確認する.
・気管内挿管またはラリンゲアルマスク挿入の準備を進める.

PPV 実施の問題点として，蘇生者自身の技術が不十分でも気づかないことがあるため，周囲のチームメンバーが胸郭挙上と同時にマスク密着と漏れがないかを確認することも重要である．一方，人工呼吸を数分以上実施して，腹部膨満が著明な際には，経口的に栄養カテーテルを胃内に挿入し，空気を吸引する．カテーテルの先端を開放して留置する方法もあるが，マスクの密着が難しくなるため，このような場合は気管挿管やラリンゲアルマスク挿入を検討すべきである.

参考文献

1) te Pas AB, et al. Breathing patterns in preterm and term infants immediately after birth. Pediatr Res. 2009; 65: 352-6.
2) 日本蘇生協議会，監修．JRC 蘇生ガイドライン 2020．医学書院；2021.

〈東海林宏道〉

MEMO

COLUMN

最も重要とされている「遅延なき有効な人工呼吸」の意味

1 成人蘇生との相違

新生児の蘇生手順は，小児および成人の蘇生アルゴリズムと異なる．突然倒れた成人では呼吸不全と心不全を同時に発症しうるため，呼吸をしていない場合は胸骨圧迫が優先される．しかし，新生児蘇生では胸骨圧迫ではなく人工呼吸を優先して開始すべきである．

2 換気開始の遅れ

新生児仮死の動物モデルでも，換気開始により心拍数は速やかに上昇することが示されている一方で，換気開始が遅れると死亡や後遺症のリスクが高まるとされる[1,2]．タンザニアにおける大規模な観察研究では，PPV の開始が 30 秒遅れるごとに死亡または長期入院のリスクが 16%増加すると報告されている[3]．

3 あえぎ呼吸＝無呼吸と認識する！

人工呼吸の遅延を引き起こす病態の一つにあえぎ呼吸がある（gasp）．あえぎ呼吸は，中等度以上の仮死を伴う出生において一次性無呼吸後に出現する．アカゲザルを用いた動物実験で，あえぎ呼吸の出現中は心拍数 100/分未満で pCO_2 は 100mmHg 以上となり，4 分程度続いた後に二次性無呼吸に移行して心拍数は 60 / 分未満，pH は 7.0 未満となることが報告されている[1] 図1．あえぎ呼吸＝無呼吸であることを普段からスタッフ間で共有することは重要で，あえぎ呼吸と判断できずに酸素投与のみで様子をみてしまわないように注意する．

4 事前準備の重要性

遅延なき「有効な」人工呼吸を実行するためには，手技の習得だけではなく，予期しないトラブルに対しても落ち着いて速やかに対応する能力が試される．新生児に対する陽圧換気（positive pressure ventilation: PPV）の手技に自信が

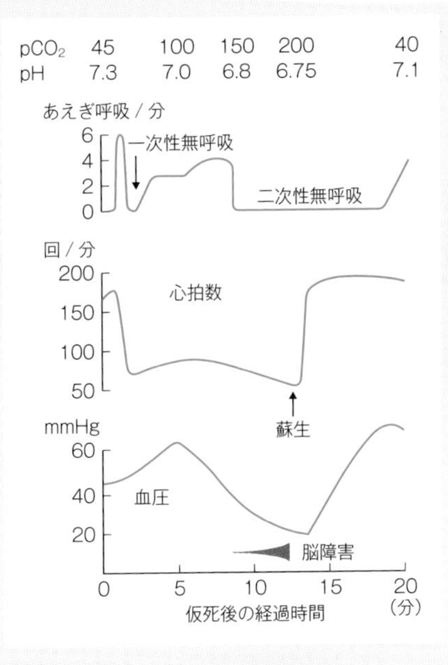

図1 アカゲザルを用いた新生児仮死モデルにおけるバイタルの変動と血液ガス所見
(Dawes GS, et al. J Physiol. 1963; 169: 167-84 から改変)

ないスタッフや新人教育のために，人形を購入して練習するのもよい．また，普段から分娩に立ちあう際は，例えばマスクを手で覆ってバッグを加圧し，適切な膨張が得られるようガス流量を調節しながら，バッグに穴が開いていないか，マノメーターが機能しているかなど，使用するデバイスに破損や動作の不具合について事前確認を怠らないことが蘇生成功への第一歩である．若手医師や研修医は，スタッフの多い時間帯に積極的に分娩に立ちあい，一人で任された際に落ち着いて対応できるようシミュレーションするのも一つの方法である．

参考文献

1) Dawes GS, et al. The treatment of asphyxiated, mature foetal lambs and rhesus monkeys with intravenous glucose and sodium carbonate. J Physiol. 1963; 169: 167-84.
2) Milner AD. Resuscitation of the newborn. Arch Dis Child. 1991; 66 (1 Spec No): 66-9.
3) Ersdal HL, et al. Early initiation of basic resuscitation interventions including face mask ventilation may reduce birth asphyxia related mortality in low-income countries: a prospective descriptive observational study. Resuscitation. 2012; 83: 869-73.

〈東海林宏道〉

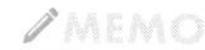

8 人工呼吸の効果の評価と次の処置（胸骨圧迫）

Point

- 人工呼吸を適切に行うことが最も重要である．
- 胸骨圧迫と人工呼吸，高濃度酸素投与は必ずセットで行う．
- 心拍を評価している間も人工呼吸を止めてはならない．

① 人工呼吸後の評価方法

有効な人工呼吸を開始した後は約 30 秒ごとに心拍と呼吸を評価する．心拍数が 100/分以上で，自発呼吸が認められれば人工呼吸を中止する．心拍数が 100/分以上であっても有効な自発呼吸を認めない場合や，心拍数が 60/分以上 100/分未満である場合には人工呼吸を継続する．有効な換気を行っても心拍数が 60/分未満の場合には酸素濃度を上げて胸骨圧迫を開始する．出生時にみられる徐脈もしくは心停止の主な原因は心原性ではなく低酸素に伴う二次性無呼吸であるため，人工呼吸によって心拍が上昇しない場合には換気が適切かどうかを確かめる必要がある．有効な換気が達成できているかを確認する際には，心拍の上昇，胸郭の上がり，呼気 CO_2 の検出，胸部を中心とした皮膚色の改善などが重要な指標となる．有効な換気がなされていないと判断された場合にはマスクの密着と気道確保姿勢を再確認し，口腔・鼻腔の吸引と換気圧の上昇を試みる．それでもなお有効な換気に至らない場合には気管挿管など，他の換気方法を考慮する．なお，適切な換気が行われていないと判断される場合には，胸骨圧迫には進まず，換気の確保に専念することが重要である．

出生後の気管挿管の適応を **表1** に示す．的確な気道確保とバッグマスクのみで多くの症例は有効な人工呼吸が可能となるため，気管挿管の必要性に迫られる状況は少ない．また，気管挿管は児にとって侵襲的な手技であるため，挿管に精通していない術者においては，気管挿管に執着せず，バッグマスクを使用して有効な換気を行うことに努めるべきである．

気管挿管時には **表2** の物品が必要となる．多くの物品を要するため，新生児の蘇生にあたっては，事前に必要な物品の準備と確認を行うことが不可欠である（p.6「② チームメンバーによる

表1 気管挿管の適応

1	有効な人工呼吸開始後 30 秒が経過しても心拍が 100/分未満の場合
2	胸骨圧迫が必要な状態が長時間続く場合
3	気管チューブを介してアドレナリンの気管内投与を行う場合
4	気管内の胎便吸引が気道開通に有効であると考えられる場合
5	先天性横隔膜ヘルニアや人工肺サーファクタント投与を要する呼吸窮迫症候群などの存在が考えられる場合

(細野茂春，監修．日本版救急蘇生ガイドライン 2020 年に基づく新生児蘇生法テキスト 第 4 版．メジカルビュー社；2021．p.124 より一部改変)

表2 気管挿管時に必要となる物品

設備	モニタ機器	一般蘇生用物品	挿管用物品
酸素配管 酸素ボンベ 圧縮空気 流量計・ブレンダー 吸引配管・吸引器 蘇生台 ラジアントウォーマー	SpO_2 モニタ 心電図モニタ 呼気 CO_2 検出器 マノメータ	バッグ（自己膨張式，流量膨張式） マスク 聴診器 タオル エアウェイ 手袋 感染防御用エプロン	気管チューブ 喉頭鏡 直型ブレード （スタイレット） 固定用テープ

(細野茂春，監修．日本版救急蘇生ガイドライン 2020 年に基づく新生児蘇生法テキスト 第 4 版．メジカルビュー社；2021．p.126 より一部改変)

表3 在胎週数および出生時体重別の気管チューブの太さと固定長

体重（kg）	在胎週数	チューブサイズ（mm）	口角までの挿入長 5～6＋体重（kg）cm
＜1.0	＜28	2.0～2.5	5.0～7.0
1.0～2.0	28～34	2.5～3.0	7.0～8.0
2.0～3.0	34～38	3.0～3.5	8.0～9.0
3.0＜	38＜	3.5～4.0	9.0＜

(細野茂春，監修．日本版救急蘇生ガイドライン 2020 年に基づく 新生児蘇生法テキスト 第 4 版．メジカルビュー社；2021．p.127 より一部改変)

ブリーフィング」参照)．気管チューブのサイズや固定長は予測体重に合わせて決定する．在胎週数および出生体重別の気管チューブの太さと固定長を **表3** に示す．

❷ 胸骨圧迫

人工呼吸と胸骨圧迫比

徐脈や心停止は重度の低酸素状態を意味するため，胸骨圧迫を行う際にも有効な換気を滞らせてはならない．また，必ず酸素を

JCOPY 498-14580

使用しながら胸骨圧迫を行うことが推奨されている．酸素濃度を決定するための明確な指標はないが，胸骨圧迫開始時点から高濃度酸素を投与する，もしくは心拍，皮膚色，SpO_2 値の状態に応じて順次酸素濃度を上げていく方法が一般的である．順天堂大学では，胸骨圧迫を行う際は酸素濃度を 100%に上げ，児の状態に合わせて適宜漸減する方法をとっている．

胸骨圧迫の 1 サイクルは 2 秒で，その間に胸骨圧迫 3 回と人工呼吸 1 回を行う．したがって，1 分間では胸骨圧迫 90 回，人工呼吸 30 回のペースになる．ペースメーカーは胸骨圧迫の施行者が担当することが多い．胸骨圧迫時は，「1，2，3，バッグ」のような掛け声によってペースを保つとよい．

胸骨圧迫の深さと位置

心臓は胸骨の下側 1/3 に位置するため，同部位で胸骨圧迫を施行することが推奨されている．胸骨圧迫は胸郭の 1/3 までへこませるように押し込む．胸骨圧迫と人工呼吸の比は 1：3，位置は下 1/3，深さは胸郭前後径の 1/3 まで，というように胸骨圧迫に関係する数字はどれも“1”と“3”からなるため，そのように記憶すると簡便でよい．胸骨圧迫 1 回ごとにへこんだ胸郭を圧迫前の状態まで戻すことが重要だが，圧迫解除時も胸郭から指を離さないようにして圧迫を行うことも大切である．

胸骨圧迫の方法

新生児の胸骨圧迫は胸郭包み込み両母指圧迫法（両母指法）か 2 本指圧迫法（2 本指法）のどちらかで行う **図1** ．第一選択は両母指法であり，その理由には，2 本指法よりも少ない労力でより高い血圧を発生させられること，胸骨圧迫に伴う他臓器への影響が少ないことがあげられる．両母指法は，胸郭を母指以外の指

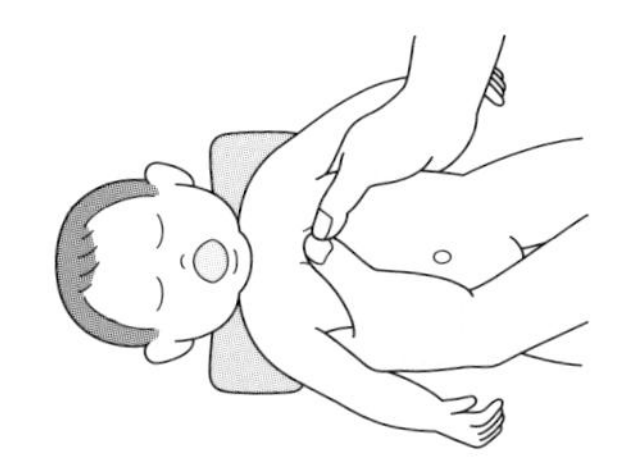
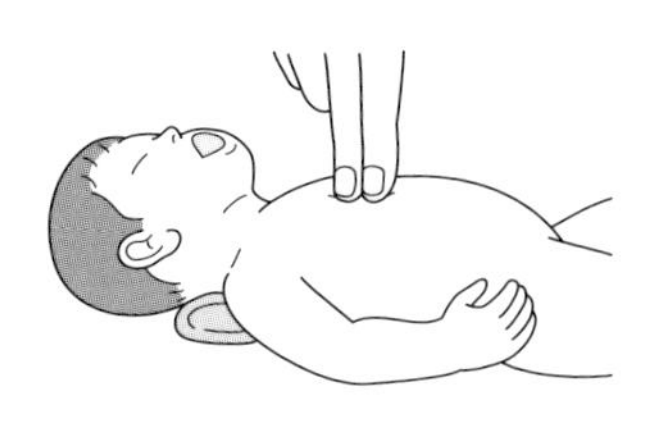

図1 胸郭包み込み両母指圧迫法（両母指法；左）と 2 本指圧迫法（2 本指法；右）

で包み込み，両手の母指で胸骨下 1/3 を圧迫する方法である．包み込んだ指が児の背面側の壁として機能するため，寝台の硬さが胸骨圧迫に影響しない特長がある．母指は重ね合わせて圧迫した方が横に並べて押し込むよりも高い血圧と脈圧を生み出すが，そのぶん疲労度も高くなる．

2 本指法は，示指と中指もしくは中指と薬指を真っ直ぐに合わせて胸骨を垂直に背側へ向かって押し込む方法である．2 本指法には児の寝台の硬さが影響するため，寝台が軟らかい場合には胸骨圧迫を行う指と反対側の手を児の背部に入れて心肺蘇生用背板の代わりにする．胸骨圧迫中に臍帯静脈カテーテルを留置する場合には，腹部の清潔野を確保するために 2 本指法を選択する．また，1 人で人工呼吸と胸骨圧迫による蘇生を行わなくてはならない場合にも両母指法ではなく 2 本指法が適している．蘇生施行者の手が小さく，児の胸郭を包み込むことが難しい場合にも 2 本指法を選ぶとよい．

効果判定

胸骨圧迫は心拍が 60/ 分以上に回復するまで継続する．心拍の確認は 30 秒ごとに 6 秒間かけて，聴診もしくは心電図モニタによって行う．心拍確認中は蘇生者の意識が心電図モニタに集まりやすいが，その間も人工呼吸は絶対に止めてはならない．心拍が 60/分以上に回復しない時は，人工呼吸の継続と胸骨圧迫の再開に加えてアドレナリンの投与を検討する．心拍が回復するまで人工呼吸施行者は呼気 CO_2 検出器や SpO_2 モニタ，児の胸郭の上がりなどに注意を払い，有効な換気を常に意識する．60/分以上の心拍が確認されれば胸骨圧迫を中止して人工呼吸のみを継続する．心拍が 100/分以上まで上昇し，自発呼吸が認められれば人工呼吸を中止する．なお，自発呼吸とは十分に安定した呼吸を意味しており，あえぎ呼吸は含まれない．胸骨圧迫中止後は SpO_2 値 95%以上を維持できる範囲で速やかに酸素濃度を下げ，高濃度酸素曝露による臓器障害を避けるように努める．

③ その他の注意点

胸骨圧迫は非常に切迫した状況下で行う処置であり，心拍が回復しない場合には薬物投与経路の確保や薬物投与の実施へと進む必要がある．そのため，蘇生にあたっては十分な人員の確保が重要であり，また蘇生の処置に慣れるためにもシミュレーションを事前に行っておくことが肝要である．気管チューブの選択や薬剤投与量を誤らないためにも，救急カートには体重ごとの早見表を用意するとよい．突然の蘇生に対しても十分な対応をとれるように，常日頃から準備を怠らないことを強調したい．

参考文献

1）細野茂春，監修．日本版救急蘇生ガイドライン 2020 に基づく新生児蘇生法テキスト 第 4 版．メジカルビュー社；2021．

〈幾瀬　圭　久田　研〉

MEMO

COLUMN

新生児蘇生法における Apgar スコアの位置づけは？

出生直後の新生児の評価方法として用いられている Apgar スコアは，発案者の Dr. Virginia Apgar（1909-1974）の名前に由来するが，評価項目の 5 つの頭文字が偶然にも彼女の名前（Appearance, Pulse, Grimace, Activity, Respiration）に一致することは広く知られている．このことが「世界中のどこで生まれた新生児でも，最初に Dr. Apgar が診察をする」と言われている理由である．

1 Apgar スコアの誕生

1949 年に Dr. Apgar はコロンビア大学医学部初の女性教授として麻酔科学講座に赴任し，特に産科麻酔に積極的に取り組んだ．Apgar スコアは当時，麻酔科をローテートしていた医学生から「新生児の状態を評価する簡単な方法」を問われたことをきっかけに発案したと言われている．その後，1953 年には，現在用いられている 5 項目・合計 10 点満点の採点方法を完成し，学術誌に発表した．Apgar スコアは理学的所見のみで判定でき，誰でも簡便に採点できることから，出生直後の新生児の評価法として世界中で用いられるようになった．

2 NCPR のアルゴリズムに Apgar スコアが登場しない理由

新生児に対する蘇生行動の決定や評価において Apgar スコアは一切登場しない．むしろ Apgar スコア 1 分値をもって蘇生することを完全に否定している．そもそも Apgar スコアは一般的に生後 1 分を経過した時点で初めて採点され，以降は生後 5 分まで評価を行わないシステムである．一方で，新生児蘇生において最も重要である「遅延なき有効な人工呼吸」を「60 秒以内」に開始するためには，1 分値を待ってから開始することとは相反し，むしろ禁忌であろう．蘇生行動の決定に 1 分間を費やすことはナンセンスであり，また蘇生中に Apgar スコアを採点する余裕もないことが多い．

3 Apgar スコアの採点のタイミング

Apgar スコアは通常，出生後 1 分と 5 分に採点されるが，これ以外にも重要なタイミングがある．近年，重症新生児仮死を認めた児への治療として低体温療法が普及している．中等度以上の低酸素性虚血性脳症の合併が疑われる場合には，同療法を行うことで予後が改善する可能性がある．低体温療法の研究過程において，Apgar スコア 5 分値を適応基準にした場合には児に対して過剰な治療を行う可能性があることが明らかとなっている．したがって現在は，低体温療法の適応基準の一つとして 10 分後の Apgar スコア 5 点以下が採用されている．その点では，Apgar スコアを採点するタイミングとして重症新生児仮死の児に対する「生後 10 分」というのは新生児蘇生に関わる者は認識しておくべきである．

4「新生児蘇生法で正しいのはどれか？」

平成 20 年（2008 年）に施行された第 102 回医師国家試験（問題番号 G39）において，

新生児蘇生に関する出題があった．

> 新生児蘇生法で正しいのはどれか．
> a　気道吸引を十分に行う．
> b　気道確保のために側臥位にする．
> c　最初に静脈路を確保する．
> d　児の両足首を持って逆さにして揺さぶる．
> e　Apgar スコアの 1 分値を測定してから蘇生を始める．

選択肢 e にある Apgar スコアと蘇生の関係性に関しては「誤り」である（正解は a）．このように医師国家試験で「蘇生を要する新生児に対する可及的速やかな蘇生行動の重要性」が問われていることは大変興味深い．

参考文献

1) 細野茂春，監修．日本版救急蘇生ガイドライン 2020 年に基づく新生児蘇生法テキスト 第 4 版．メジカルビュー社；2021．
2) The Virginia Apgar Papers. U.S. National Library of Medicine: National Institutes of Health; 2017.
3) Calmes SH. Dr. Virginia Apgar and the Apgar score: How the

Apgar score came to be. Anesth Analg. 2015; 120: 1060-4.
4) American Academy of Pediatrics, Committee on Fetus and Newborn; American College of Obstetricians and Gynecologists and Committee on Obstetric Practice. The Apgar score. Pediatrics. 2006; 117: 1444-7.
5) 島袋林秀. Dr. Virginia Apgar（1909-1974）と Apgar スコアの誕生. 小児内科. 2019; 51: 705-6.
6) 医政局 医事課 試験免許室. 厚生労働省ホームページ. https://www.mhlw.go.jp/topics/2008/04/tp0418-3.html（2022 年 12 月 7 日閲覧）

〈山田啓迪　久田　研〉

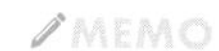

JCOPY 498-14580

9 薬物投与

Point

- 人工呼吸と胸骨圧迫を行っても心拍数が 60/ 分未満の場合，次の処置としてはアドレナリン投与である．
- 循環血液増量薬のルーチン投与は推奨されない．
- 薬物投与経路として臍帯静脈路が最も推奨される．

❶ 薬物投与

アドレナリンの投与を検討

NCPR2020 の中で，薬物投与としてアドレナリン投与の重要性が強調されている．NCPR2015 のアルゴリズムにおけるアドレナリンの位置づけとしては，ボックス内の 1 項目でった．しかし，同じボックス内にあげられていた生理食塩水による循環血液量の補充をルーチンに行うことに対するエビデンスがないことから，アドレナリン投与がボックスから独立することとなった．そのため，適切な人工呼吸と胸骨圧迫後も心拍数が 60/ 分未満の場合は速やかにアドレナリン投与へ移行するべきである[1]．

投与量と投与間隔については NCPR2015 と変更はない．アドレナリン（ボスミン®：0.1%アドレナリン）の投与量は静脈内投与が 0.01～0.003mg/kg，気管内投与が 0.05～0.1mg/kg とされている **表1** ．通常，臨床現場ではボスミン 1 アンプル（1mL）を生理食塩水 9mL で希釈し（10 倍ボスミン，アドレナリンとして 0.1mg/mL），これを静脈内投与では 0.1～0.3mL/kg，気管内投与では 0.5～1.0mL/kg を使用する．静脈内投与後は生理食塩水でフラッシュすることを忘れてはならない．気管内投与後は，人工肺サーファクタント投与時のように速やかにバッグで押して気管に薬剤が到達するようにする．投与後は，30 秒ごとに心拍を確認し，60/ 分未満であれば人工呼吸と胸骨圧迫を継続し，3～5 分間隔で上記の量を繰り返し投与する．この時，ラベルを貼ったシリンジ（静脈内投与なら 1mL，気管内投与なら 5mL など）に分注しておくと間違いがなく使いやすい．実際の蘇生時には，薬剤の投与時間，投与量，投与経路，投与者を記

表1 新生児蘇生に使用する薬剤

薬物	投与量	実際の投与量	溶解方法	実際の溶解方法
ボスミン® (0.1% アドレナリン) (1mg/mL)	静脈内投与 0.01～0.03 mg/kg	0.1～0.3 mL/kg	生理食塩水で 10 倍希釈	ボスミン® 1mL＋生食 9mL (0.1mg/kg)
	気管内投与 0.05～0.1 mg/kg	0.5～1.0 mL/kg		
生理食塩水	10mL/kg/ dose	10mL/kg/ dose	原液	原液
メイロン® 8.4%	1～2mEq/ kg/dose	2～4mL/kg/ dose	蒸留水で 2 倍希釈	メイロン® 8.4% 5mL＋蒸留水 5mL (0.5mEq/mL)

(細野茂春，監修．日本版救急蘇生ガイドライン 2020 に基づく新生児蘇生法テキスト 第 4 版．メジカルビュー社；2021．p.107 を改変)

録しておくことも重要である．アドレナリン投与の注意事項として「気管内投与により静脈路確立を遅らせるべきでない」[2] とされているものの，実際の現場で静脈路を速やかに確保することが困難な場合がある．筆者は，新生児科医として立ちあっているため，児はすでに気管挿管された状態であり，まずは気管内にアドレナリンを投与し，その後速やかに臍帯静脈を確保するようにしている．気管内投与を行った場合でも，静脈路が確保でき次第，気管内投与後時間に関係なく早急に，アドレナリンを静脈投与するべきであるとされている．なお，薬物投与は人工呼吸と胸骨圧迫に代わって優先されるものではないことに留意する．そのため，人工呼吸担当 1 名，胸骨圧迫担当 1 名，薬物投与担当 1 名が必要であり，早急な人員確保も重要である．

循環血液増量薬

出血を伴わない新生児への循環血液量の増加を目的とした血液容量増量薬のルーチン投与に対するシステマティックレビューのアップデートでは，新たなエビデンスの追加はなく，支持するエビデンスはない．さらに，ルーチンの容量負荷により，容量過剰による循環不全や希釈性の凝固異常，電解質異常などの合併症も指摘されている[3]．このことからアドレナリン投与に先行して容量負荷を行うものではないとしている．しかし，明らかな循環血液量の減少があり蘇生に反応しない新生児に対して，生理食塩水などの早期の容量負荷は推奨されている．失血のために容量負荷が検討される新生児としては胎盤早期剥離，前置胎盤，母児間輸血などがある．分娩立ちあいの時には，この情報も確認することも有益である．容量負荷としては，生理食塩水 10mL/kg を静脈から 5〜10 分間かけて投与している．急速に投与しているため，生理食塩水は温めておくことも必要である．その他，蘇生に反応せず失血が否定できない時には循環血液量増量薬の投与を考慮する必要もある．

炭酸水素ナトリウム

炭酸水素ナトリウムは出生時に代謝性アシドーシスを認める新生児に対して投与されることがあった．しかし，最近では必ずしも予後を改善しない可能性や頭蓋内出血などのリスクも指摘されており投与頻度は減少している．順天堂大学でも近年，蘇生時にメイロン®を投与した症例はない．蘇生処置が落ち着いて，NICU に入院後で，十分な呼吸管理が行われてもなお，代謝性アシドーシスが継続する場合はメイロン®の投与を考慮する．投与量としてはメイロン®を蒸留水で 2 倍希釈し，2〜4mL/kg を 1mL/kg/ 分以上かけて静脈内投与をする．

2 薬物投与経路

出生直後の新生児では，臍帯静脈へのカテーテル挿入による静脈確保が最も迅速であり確実な方法である．緊急的な確保であるため 5cm 程度の深さで血液の逆血が確認できれば薬物投与は可能である．固定には時間をかけずに，簡単な仮固定として一時的に使用している．

蘇生時に薬物投与が必要な状況では，すでに気管挿管されていることが多く，アドレナリンの気管内投与が行える．気管内投与が可能な蘇生時の薬物は，アドレナリンのみであることを周知する必要がある．また，気管内投与は静脈路と違い吸収面などで劣るため多くの量が必要となる．

末梢静脈路に関しては，臍帯静脈路が確保できなかった時にトライしている．しかし，薬物投与が必要な新生児では，循環不全となっており末梢静脈路の確保が大変困難である．また，蘇生でバタバタしている時は針刺し事故なども発生しやすいため，針を使わない臍帯静脈カテーテルが安全である．多くの場合，心拍数が 60/ 分以上を確認してから落ち着いて末梢静脈を確保している．骨髄針は蘇生カートの中に常に準備されているが，筆者らは蘇生時に使用した経験はない．

③ その他

ドラマ「白い巨塔」の一場面である手術のイメージトレーニングのように，当直時は常に蘇生のイメージトレーニングをすることを心掛けていた．何事にも準備が大変重要であり，すべてである．体重 3kg の児では，人工呼吸と胸骨圧迫しながら，10 倍希釈ボスミン 0.3mL，3 分で改善なければ 0.6mL 再投与，3 分で改善なければ 0.9mL 投与する．

参考文献

1) 細野茂春，監修．日本版救急蘇生ガイドライン 2020 に基づく新生児蘇生法テキスト 第 4 版．メジカルビュー社；2021.
2) 日本蘇生協議会，監修．JRC 蘇生ガイドライン 2020．医学書院；2021.
3) Keir A, et al. Question 2: Are intravenous fluid boluses beneficial in late preterm or term infants with suspected haemodynamic compromise ? Arch Dis Child. 2016; 101: 201-2.

〈菅沼広樹〉

MEMO

COLUMN

薬剤の気管内投与，および骨髄針による投与について

新生児蘇生において，薬剤投与経路には以下の4つの方法があり，それぞれのメリット，デメリットについて言及する 表1 .

1 臍帯静脈カテーテル挿入による静脈路

臍帯静脈カテーテル挿入による静脈路の確保は，最も早く確実に確保でき，かつ薬剤を直接静脈投与できる方法である. NCPR2020でも，アドレナリンの投与経路として臍帯静脈内投与が第一選択とされている. 注意点としては，蘇生時の臍帯静脈へのアプローチは，留置を目的とした手法とは違い，血液の逆血が確認できれば，それ以上の挿入は行わず仮固定することである. 血管内に挿入されているかが重要であり，数cmの挿入だけで問題はない. 仮固定が済んだら，速やかに薬剤注入を行い，注入後には後押しとして生理食塩水でカテーテル内をフラッシュする. むしろ，深く挿入を試みて肝臓へ迷入してしまい，薬剤到達を遅らせることは避けたい. 薬剤投与が完了し，蘇生処置が落ち着いた後に本固定を行うが，その際に清潔操作を怠らないよう留意する.

表1 それぞれの薬剤投与ルートのメリットとデメリット

投与経路	メリット	デメリット
臍帯静脈	・最も早く確実な確保が可能 ・難易度としては容易	・清潔操作が必要 ・物品の準備が必要
末梢静脈	・誰しもが経験あり，普遍的な手技 ・物品の準備は容易	・循環不良の症例では確保が難しい場合がある
気管内	・短時間で確保可能である ・呼吸の立ち上げも同時に可能である	・投与ルートの信頼度としては静脈路に劣る ・経静脈投与に比べて多量の薬物を必要とする ・使用薬剤に制限あり
骨髄路	・経験者であれば迅速に確保可能 ・使用可能な薬剤は静脈路と同等に多い ・多量の輸液が可能 ・超低出生体重児にも使用可能	・骨髄針の十分な経験を必要とする ・骨折，液漏れによる損傷など合併症の報告も多い

しかし，実際の現場で，正式な臍帯静脈カテーテルの物品が用意してある施設は限られるだろう．代用品として考えられるのは，通常胃管として用いられることが多い，アトム栄養カテーテルであろう．太さ（フレンチサイズ）も妥当である．蘇生現場での準備物品の確認は重要なことであり，今一度自施設の物品確認をしてみてはいかがだろうか．

2 留置針を介した末梢静脈路

全小児科医が経験している手技であり，最も一般的な方法である．速やかに確保可能な状況では臍帯静脈路の次に有用な方法とされる．しかし，新生児仮死や心疾患などの原因で循環不良の児では確保が困難な場合がある．確保が困難と判断した場合には，速やかに他の投与経路を検討しなければならない．失敗した際に固執してしまいがちな手技であり，余計な時間を消費することだけは避けたい．臍帯静脈路と同様に，薬剤投与後には生理食塩水でのフラッシュを忘れてはならない．

3 気管チューブを介した気管内投与（薬剤の種類と投与量，効果に制限あり）

気管挿管は，操作経験がある者なら短時間での確保が可能であり，実際の蘇生の場で最も必要となる可能性の高い手技といえよう．場合によっては気管内投与の選択肢が先に浮かんでくる者も多いのではないだろうか．ここで再確認しておきたいのは，気管チューブからの薬剤投与は，アドレナリンなどの一部の薬剤に限定されること，上記２つの静脈路や後述する骨髄路に比べて薬剤の効果の信頼度が劣ること，である．薬物動態と薬理学的作用が予想しにくく，経静脈路と同等の効果を発揮するためには多量の薬剤を必要とする．また，アドレナリン投与においては呼気 CO_2 検出器が偽陽性になることがあるので解釈に注意が必要である．

CoSTR2020 で検討された 22 の課題のうち，新生児蘇生のためのアドレナリン投与について以下が述べられている．

「人工呼吸と胸骨圧迫の最適化を行っても心拍が 60/分以上に上昇しない場合は，アドレナリン（0.01～0.03mg/kg）の血管内投与を推奨し，血管内アクセスができない場合には，静脈内投与よりも多量の気管内アドレナリン（0.05〜0.1 mg/kg）を投与することを推奨するが，それによって気管内アドレナリン投与後の，血管内アクセスの試みを遅らせるべきではない．反応が不十分な場合は，最初の気管内投与後の時間経過にかかわらず，血管内アクセスが得られたら，できるだけ速やかに血管内投与を行うことを提案する．」

CoSTR2020 に基づく NCPR2020 の主な改正点でも同様の内容が述べられている．気管内投与はあくまでも血管路確保までの補助的位置付けであり，気管内へのアドレナリン投与だけで安心してはならない点に注意したい．

4 骨髄針による骨髄路（侵襲度が高い）

第一選択とされる臍帯静脈路の確保が困難な場合，骨髄針使用による骨髄内投与を行ってもよいとされている．ただし，術者に骨髄針の経験が十分にある場合に限る，という条件付きである．骨髄針の使用は，侵襲が大きい点，骨折や薬剤漏れによる組織損傷など合併症の報告も多い点，などのデメリットもあり，使用には十分注意が必要である．なお，経静脈路で使用可能な薬剤はすべて経骨髄路的にも投与可能である．

CoSTR2020 で検討された 22 の課題の中でも，緊急アクセスとしての骨髄路と臍帯静脈路の比較が検討されているが，骨髄路の選択はあくまで臍帯静脈路が不可能な場合のオプション的位置づけに留まるようである．

小児救急領域では一般的な手技である骨髄針だが，新生児領域では馴染みがない方も多いのではないだろうか．ちなみに，順天堂大学でも新生児への骨髄針使用の経験者は極々少数に限られる．臍帯静脈路よりも早期に確保できると報告する文献や，超低出生体重児にも有効であった報告などが散見され，新生児蘇生の領域でも血管路として再認識されている手技である．ぜひとも，選択肢として頭の片隅には残しておきたい．

参考文献

1) 細野茂春，監修．日本版救急蘇生ガイドライン 2020 に基づく新生児蘇生法テキスト 第 4 版．メジカルビュー社；2021.

〈佐藤浩之，菅沼広樹〉

10 薬剤投与でもうまくいかないとき

1 迅速な処置により救命できるもの

エアリーク症候群①：緊張性気胸

患児が蘇生に反応しないか，最初の反応後に突然悪化した場合，気胸，特に緊張性気胸を除外する必要がある．聴診において片側性の呼吸音減弱が認められることで臨床的に気胸が疑われることがあるが，呼吸音は前胸部を良好に伝達するため，両側性の呼吸音の存在から判断の誤りにつながる可能性がある．胸部の透光検査を行ってもよいが，これはすぐに使用できる強い光源がないこと，十分に部屋を暗くできないことから，しばしば限られる．さらに，皮膚の薄い早産児では気胸と誤診される可能性があり，皮膚の厚い成熟児では気胸が見逃される可能性がある．胸部X線は典型的には蘇生中に有効活用するには時間がかかりすぎるが，ベッドサイドでの超音波検査は，正確で迅速な診断をもたらす可能性がある．緊張性気胸は蘇生に対する無反応の可逆的な原因であるため，確定診断がされていない場合でも経験的根拠に基づいて両側の胸腔穿刺を考慮すべきである．また胸腔穿刺は予想されていなかった胸水の診断および治療となる場合がある．

図1 は気胸における胸壁からの肺エコー所見である．肺のエコーは組織が空気を多く含むので従来は苦手分野であったが，最近は解析が進歩している．超音波ビームは空気の層ではじかれるので，画像は実際の組織像ではなく基本アーチファクトである(プローブの振動子面との多重反射像；A ラインと呼ばれる水平な線)．正常肺では B モードにおいては呼吸運動（人工換気でも同様）に伴って胸膜を境に胸郭と内側の肺組織がスライドするのが見える（sliding sign）が，内側が肺組織ではなく空気だとこのサインが見られない．これが最も簡単な気胸の診断法であろう．さらに胸膜をマーカーにして M モードを撮影すると特徴的である．胸膜の内側が肺胞を含む肺組織の場合には前述のように呼吸運動に伴って動くので，動く肺胞部分は空気と動きが混ざり砂浜のように見え，胸膜の外側の動かない結合組織が寄せる波のように見える（seashore sign）．一方で気胸の場合は空気で動きが

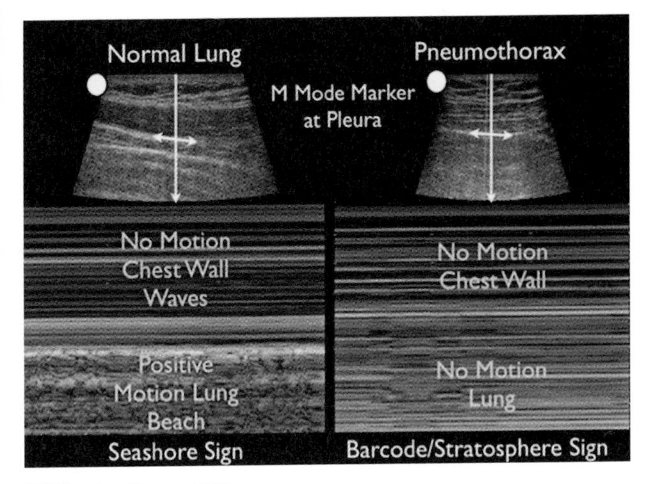

図1 気胸の肺エコー所見
(Seif D, et al. Crit Care Res. 2012; 2012: 503254)

なく，A ラインが連なったバーコードのように見える stratosphere（成層圏）．動画をみると胸膜を境に肺組織が呼吸に応じてスライドするのもよくわかるので，参照したリンク先（https://rebelem.com/ultrasound-detection-pneumothorax/）から見てほしい[1)].

＜胸腔穿刺の方法＞

三方活栓を介して 30cc シリンジに接続された 20 ゲージまたは 22 ゲージの針で針吸引を行う．アルコールで消毒した後，前腋窩線の第 4 または第 5 肋間腔の胸壁に 3～5mm の針を挿入する．児が仰臥位の場合は鎖骨中央線の第 2 の肋間腔を介して空気にアクセスしやすくなることがある．

気胸が緊張状態にあるか，針の吸引後に再蓄積する場合は，chest tube の挿入が必要になる．適切な挿入部位は，前腋窩線の第 4，第 5 または第 6 の肋間腔である．乳首は，第 4 の肋間腔のランドマークである．

いずれにしても，呼吸管理の DOPE（displacement，obstruction，pneumothorax，equipment failure）を確認して問題がない状況で反応がない，あるいは悪化した場合にはエアリーク症候群を念頭に超音波検査，X 線を行うとともに，必要以上の最大吸気圧をかけないことが大切である．

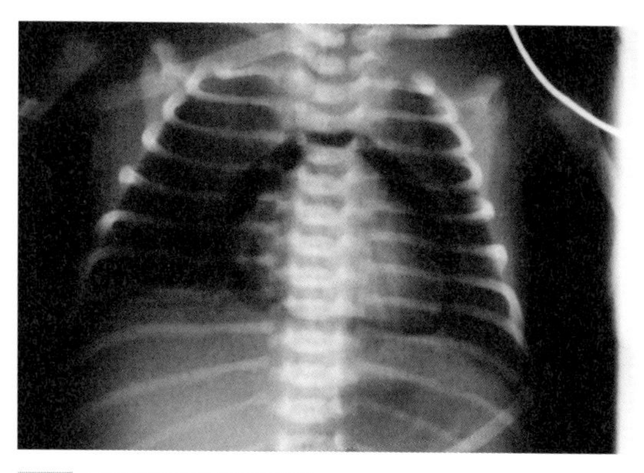

図2 心嚢気腫の胸部X線所見
(Türkbay D, et al. Arch Dis Child Fetal Neonatal. 2007; 92: F168)

エアリーク症候群②：心嚢気腫

頻度は稀であるが，緊張性気胸と同様に致死的となりうるエアリーク症候群に心嚢気腫がある **図2** ．X線を撮影しないで心嚢穿刺することはためらわれるが，超音波診断法もある．通常の心エコーにて，拡張期で見えている心臓が収縮期には小さくなるため空気層が厚くなり見えなくなる現象を検出するもので，胸骨左縁，心窩部，心尖部など複数個所から行えば有効である可能性がある．蘇生に反応せず，10分経過したら超音波診断のみで心嚢穿刺の適応はあると思われる．これは心嚢穿刺以外に救命する方法がなく，診断・治療とも極めて困難であると言わざるを得ない．

先天性乳び胸（congenital chylothorax: CC）

CCは，周産期における胸水の最も一般的な原因である．病因はほとんどの場合不明である．CCは高い死亡率と関連している．臨床症状のほとんどは，圧力効果（肺形成不全）およびタンパク質およびリンパ液の喪失（水腫，栄養失調）に続発したものである．出生直後から高度の呼吸不全を呈するため，緊急の処置が必要なことが多い．胸腔穿刺による廃液により呼吸状態は改善することが多い．診断は胸腔内の液体成分を検出するので超音波が有効である．緊急胸腔穿刺の適応疾患である．

❷ 鑑別として知っておいた方がいいもの

肺低形成

これは子宮内での肺の発達の失敗であり，低形成から無形成までの範囲であり得る．また片側性も両側性もありうる．正常な肺の発達を妨げる以下の要因により出生直後から発症する．

・異常な胸腔：先天性横隔膜ヘルニアまたは胸腔の奇形．先天性乳び胸など．
・異常な胎児の呼吸運動：子宮内の神経筋疾患は，胎児の呼吸運動の低下を引き起こす．例：中枢神経系病変や空間占有病変．
・異常な羊水量：羊水過少は腎無形成または尿の流出閉塞または膜の長期破裂による．
・胎児の肺液と肺液圧の異常：異常な肺液圧とそれに続く肺の形成不全．先天性高気道閉塞症候群など．
・他の胎児障害．例えば，骨系統疾患または Potter 症候群．
・胎児超音波検査において 肺面積対頭囲比を測定し，1 未満の比率は，新生児死亡率が高いといわれている．出生後 X 線所見や治療への反応から診断する．人工肺サーファクタント投与は無駄ではないが効果はあまり期待できない．

肺リンパ管拡張症（congenital pulmonary lymphangiectasia: CPL）

CPL は子宮内死亡や新生児期死亡の原因としては稀ではない．臨床上の特徴は，生直後から高度のチアノーゼ・呼吸不全で発症し，早期に死亡することである．本症で高度の低酸素血症が出現する機序は明らかにされていないが，拡張したリンパ管が肺実質の多くを占めることから，ガス交換に関わる肺胞の絶対量が減少するためと考えられる．有力な診断法はなく，剖検による．

先天性高気道閉塞症候群（congenital high airway obstruction syndrome: CHAOS）

CHAOS は気道の閉塞を特徴とする稀な先天性異常である．この閉塞は，気道沿いの様々な領域で起こり，体液が胎児の肺に閉じ込められる原因となる．胎児の肺は出生前に肺液を生成するので，肺は非常に大きく膨らみ，その結果，心臓を圧迫し正常に機能できなくなる．これはその後，腹部（腹水）ならびに皮膚および頭皮を含む様々な部位に体液の貯留をみる胎児水腫の原因となる.

CHAOSの分類は以下の通り.

①喉頭閉鎖症：中断や閉塞を伴う喉頭の形成不全. これは, CHAOSにつながる最も一般的な障害である.
②気管閉鎖症：中断や閉塞を伴う気管の形成不全.
③気管無形成：気管の完全な欠損.
④気管狭窄症：気管または喉頭での上気道のセグメントの狭窄.
⑤気管または喉頭を遮断する液体充填嚢胞.
⑥気管や喉頭を塞ぐウェブ状の膜.

通常は日常的な出生前超音波で発見されるが, 先天性嚢胞性線腫様奇形と間違われることがあるので注意が必要である.

文献

1) Cirilli A. Ultrasound for Detection of Pneumothorax. REBEL EM blog, June 16, 2014.

〈寒竹正人〉

COLUMN

蘇生はいつまで続ければよいのか？

1 歴史的経緯

新生児蘇生の適切な時間に関する勧告は時代とともに変化し続けている．NCPR2010 では心拍が 10 分間検出できないのであれば蘇生の停止を検討するとあり，これはいくつかの研究結果に基づいていたが，NCPR2015 で微妙に変更された．すなわち，10 分間の蘇生ののち，蘇生を中止する決定はあくまで個別化されるべきというものである．NCPR2020 に至ってはこれが 20 分前後にまで延長されている．これは低体温療法の出現によるものと考えていいであろう．勧告の変更は，10 分以上のちに心拍再開した児において，低体温療法の施行により中等度以上の障害を示さなかった例の報告をふまえてのものである．またこれらの研究において，20 分を超えたものに関する検討はなく，20 分で蘇生を終了すべきではないことがわかる．

2 意思決定プロセスの共有 (shared decision making: SDM)

最近まで我々医師は両親と意思決定を共有するためのプロセスとして，治療の選択とその効果についていかに正確に情報提供するかについて注力してきたように思う．最近の新しいアプローチは，一連の決定をするにあたり，SDM という概念が提唱されている[1)]．医療者は両親が自分の価値観や倫理的なコミットメント（この場合は蘇生終了の決断）を行うための援助を行うことが推奨されている．早産児の両親に対する prenatal visit の効果に関する研究論文では[2)]，出生前の NICU スタッフの訪問・説明はもちろん大変有意義であったが，提供された情報量は多すぎると感じていた両親が 3 割存在し，自分たちが（治療や蘇生行為などの）決断を求められていると感じた場合は多大なストレスとなり，以後の面談には消極的になる傾向があった．それよりも要望が強かったのは，配偶者の同席，文書での説明，複数回の面談で，内容としては早産児の親になるにあたっての心構え，準備などであった．この知見を可能な限り実際の蘇生に反応しない仮死出生の現場にあてはめてみると，障害を持つ児の親になること，あるいは可能性がゼロではないのにわが子の蘇生行為を中止した過去を抱えて生きていくこと，どちらも心構え，準備ができていないことは明白である．そうした状況において，いかに正確な情報を提供したとしても蘇生中止の決断を両親が下すことはほぼ不可能であろう．限られた時間（20分）で両親の価値観・倫理観のコミットメントの援助をすべきなのである．文献の知見によれば

①両親そろっての説明

②複数回の説明

③簡単でいいので文書にした説明

ということになろう．

3 現実問題

本項では，具体的に分娩室あるいは手術室で蘇生を行ったものの心拍再開しない場合，どこまで続けるかということを考えてみる．父あるいは母との話し合いが可能な場合と不可能な場合に分け，さらに早産児の場合も考察する．

まず話し合いが可能な場合

出生後 5 分，および 10 分経過した時点で経過の説明は必要だと考える．

①従来のガイドラインでは 10 分を過ぎると死亡や重大な神経予後につながる可能性が高いため終了を考えるタイミングであったこと．

②現在は新規治療が開発されたため 20 分までは続ける価値があること．

③仮に心拍が再開しても重大な障害が残る可能性はあるが，低体温療法により以前よりは予後が改善していることを説明する．

多発奇形や事前の話し合いがない場合にはここで蘇生中止することは控えた方がよい．20 分を経過した時点で再び説明を行い，死亡あるいは重大な後遺症の可能性が高くなったことを説明し，蘇生の終了を話し合う（終了すべきと伝える）．ここでの終了が典型的なパターンだと思う．20 分経過しても蘇生続行の希望がある場合はケースバイケースではあるが 30 分まで続けることは非常識ではない．

両親と情報共有が不可能な場合

この場合は単純に勧告に従い20分までは続けるべきだと考える.

母の意識が回復するか，父と電話でも連絡がついた場合は速やかに状況を説明し，20分までの間に複数回（合計3回を目安）説明する．この時点で蘇生続行について話し合う(終了すべきと伝える)．到着までの時間にもよるが父が病院に着くまで蘇生を続けてほしいといった要望がある場合は，児の主治医である蘇生者は同時に児の苦痛を減らすことにも神経を使うべきであり，やはり30分を上限とすべきではある.

早産児の場合

胸骨圧迫やアドレナリン投与による急激な血圧変動が頭蓋内出血のリスクとなる可能性もあることから，以前は超早産児の高度な蘇生行為〔分娩室心肺蘇生（DR-CPR）：胸骨圧迫 and/or アドレナリン投与〕を疑問視する向きもあったが，2019年にカナダから「DR-CPRを受けた29週以下の早産児は60%が生存し，生存者の78%は重篤な障害を受けていなかった」という報告がなされたこともあり[3)]，現在では成熟児と同様のプロトコールを適用することになっている．蘇生の終了時期を提案するものではないが，週数ごとのApgarスコア5分値と新生児死亡率の関連を調べた報告によると，スコア0か1点の場合，22〜24週で93%，25〜27週で79%，28〜31週で60%，32〜34週で32%，35〜36週で44%の死亡率となっている[4)].

以上より，早産児においても，従来通り10分間のDR-CPRを行うことは意味があると思われる．低体温療法の適応にはならないので20分まで行うかは週数と状況による.

4 ブリーフィングの重要性

立ちあいの現場におけるブリーフィングは極めて重要である．出生前に児についての病的指摘があったかどうか？　出生後の管理についての話し合いがあったかどうか？　は最低限必要なチェック項目である．また母の意識状態，父と連絡がついているかどうかも重要なチェック項目である．在胎週数により対応を変える必要も出てくると思われる．これらの情報により蘇生終了のタイミングについて情報共有しておくことが大切である.

参考文献

1) Lantos JD. Ethical problems in decision making in the neonatal ICU. N Engl J Med. 2018; 379: 1851-60.
2) Gaucher N, et al. Personalized antenatal consultations for preterm labor: responding to mother's expectations. J Pediatr. 2016; 178: 130-4.e7.
3) Fischer N, et al. Extensive cardiopulmonary resuscitation of preterm neonates at birth and mortality and developmental outcomes. Resuscitation. 2019; 135: 57-65.
4) Cnattingius S, et al. Apgar score and risk of neonatal death among preterm infants. N Engl J Med. 2020; 383: 49-57.
5) 細野茂春, 監修. 日本版救急蘇生ガイドライン 2020 に基づく新生児蘇生法テキスト 第 4 版. メジカルビュー社; 2021.

〈寒竹正人〉

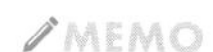

11 呼吸障害の安定化

Point

・慌てて行動に移る必要はない―所見に対しての的確な判断とサポートを―.
・経時的な変化を見逃さない.

❶ 努力呼吸とチアノーゼ（酸素化不良）の確認

初期処置後の評価で自発呼吸があり，かつ心拍 100/ 分以上であるならばアルゴリズムの右側の安定化の流れに進む．安定化での評価は努力呼吸とチアノーゼ（酸素化不良）の確認を行う．努力呼吸については鼻翼呼吸，呻吟，陥没呼吸，60/分以上の多呼吸の有無について評価を行う[1].

それまで行っていた初期処置は体位保持，保温は継続したうえで刺激や吸引は中止を検討してよい．羊水は遅れて口腔鼻腔内に上がってくることがよくあるが，早産児は過度の吸引を行うことで迷走神経反射に伴う無呼吸を誘発することがある．しつこい吸引は避け，鼻腔口腔内に羊水がみられるようなら清潔なガーゼなどで拭い取るだけでよいと考える[2].

❷ 評価に対しての対応

努力呼吸とチアノーゼ（酸素化不良）がない場合：蘇生後のケアへ

努力呼吸とチアノーゼがいずれもみられなければ蘇生後のケアを行う.

ただし，呼吸回数の増加や呻吟，陥没呼吸の出現がケア中～後から出現することがみられることもある．引き続き呼吸をはじめとした全身状態の観察評価を行うことが必要である．加えて早産低出生体重児などのハイリスク児であればその後の体温保持（至適体温 36.5～37.5℃）や血糖値の評価なども併せて行っていく.

努力呼吸とチアノーゼ（酸素化不良）がある場合の対応

＜チアノーゼのみある場合＞

酸素投与もしくはCPAPを行う．

努力呼吸はないもののチアノーゼ（酸素化不良）のみある場合に直ちに酸素投与を行う必要はない．中心性チアノーゼは生後2〜3分においても日常的にみられる．また，蛍光灯色の強い照明下ではチアノーゼが強調されることもあるので，ウォーマーの照明を切って皮膚色の評価をしてもよい．SpO_2 モニタは検出に時間を要する（2分以上要することもある）ので初期処置中の一連の作業の中に装着を入れてよい．筆者の施設ではすべての分娩で初期処置時の SpO_2 モニタ装着をルーチンとしている．

NCPR2020のアルゴリズムにおける生後1分60%以上，3分値70%以上，5分値80%以上の目標 SpO_2 値は絶対的なものではない．経時的に SpO_2 値の上昇がみられているようであれば様子をうかがってもよい．フリーフロー酸素投与はマスクの密着が強い状態で高流量を流した場合に高濃度酸素に陥る可能性もある．開始後の SpO_2 値やチアノーゼの改善をみながら，口元からの距離や流量の調節を適宜行う．

安易な高濃度の酸素投与は基礎疾患の発見を遅らせる可能性がある．

＜努力呼吸のみ，あるいは両方認める場合＞

- 持続的に気道内に陽圧をかけることで肺胞虚脱を防ぎ，呼吸努力を減少させる
- 過剰な酸素投与を防げる
- 悪化した場合にそのまま人工呼吸に移行できる

などの利点からCPAPを行う（O_2 ブレンダーのない施設やCPAPを行えない状況ではフリーフロー酸素投与を検討）．流量膨張式バッグもしくはTピースを用いてCPAP（正期産児：空気／早産児：酸素濃度21〜30%）を開始する．チアノーゼや SpO_2 値の推移をみて酸素濃度の調節を行う．

表1 CPAPの注意点

- 過剰な圧による気胸発症を防ぐために流量膨張式バッグにはマノメーターの装着を行う
- 5〜6cmH_2O の圧を目標とし8cmH_2O を超えないように留意する（ブリーフィング，準備の時点で手に密着させて実際の圧を確認してもよい）
- 長時間のCPAPを行った場合には胃の膨満が進むため，胃管を留置し適宜吸引を行う

Tピースはあらかじめ PEEP 圧が設定することができ，片手で CPAP が行えることが利点である．CPAP を行ううえでの注意点を 表1 にあげる．

③ 経過に対しての対応

改善傾向がみられる場合

努力呼吸および酸素化をみながら酸素投与を減量する．呻吟や陥没呼吸の改善がみられるなら CPAP からの離脱，フリーフロー酸素への変更を考えてもよい．

CPAP もしくは酸素投与にもかかわらず，ともに改善しない場合

<手技の再確認>

・気道確保のポジショニングやマスクの密着，酸素濃度 / 流量の再確認を行う．
・努力呼吸が続くなら CPAP を継続しながら人工呼吸への変更を検討する．

<原因検索>

中心性チアノーゼを認める疾患をあげる 表2 [3)]

蘇生時にこれらの診断をすることは難しいが，さらなる評価として，

①早産児かどうか
②胸部聴診での呼吸音の減弱や左右差
③酸素投与ににもかかわらず酸素化が改善しない．努力呼吸が軽度もしくはみられないのにもかかわらず酸素化が改善しない
④心雑音（注意：心雑音があれば心疾患を疑うことは必要だが，

表2 中心性チアノーゼを認める疾患

循環器疾患	・チアノーゼ性先天性心疾患 ・新生児遷延性肺高血圧症
呼吸器疾患	・呼吸窮迫症候群 ・気胸　・胸水貯留 ・無気肺　・横隔膜ヘルニア
中枢神経疾患	・神経筋疾患　・新生児痙攣 ・頭蓋内出血　・感染症（髄膜炎，敗血症） ・母体の抗精神病薬内服など
血液疾患	・メトヘモグロビン血症　・多血症

聴取しない心疾患も多い．心雑音がないことが心疾患を否定することにはならない）

⑤母体の妊娠分娩経過，投薬歴などの確認

などのアセスメントを追加する．

①，②があれば呼吸器疾患が，③，④がある場合には循環器疾患が疑われ，診断の手掛かりとなる可能性がある．

＜搬送，入院に向けての準備＞

・一次施設であれば高次機関への相談，搬送を検討する．

・呼吸窮迫症候群を疑う早産児であれば気管挿管や人工肺サーファクタントの準備を行う．

・小児科・新生児科医，NICUへの連絡，可能なら母とのタッチングや説明を行う．

・病院内の移動でも途中に悪化する可能性がある．搬送用保育器と移動中の呼吸サポートの準備を進める．

参考文献

1）細野茂春，監修．日本版救急蘇生ガイドライン 2020 に基づく新生児蘇生法テキスト 第 4 版．メジカルビュー社；2021.

2）Kelleher J, et al. Oronasopharyngeal suction versus wiping of the mouth and nose at birth: a randomized equivalency trial. Lancet. 2013; 382: 326-30.

3）仁志田博司．新生児学入門 第 5 版．医学書院；2018．p.143-4.

〈醍醐政樹〉

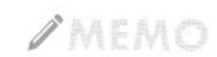

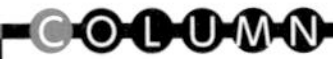

アルゴリズム内における「救命の流れ」と「安定化の流れ」とは？

新生児蘇生の初期処置後の評価で，「自発呼吸がないか心拍が 100/ 分未満の際に，速やかに人工呼吸を開始するアルゴリズム」を「救命の流れ」，「自発呼吸があり，かつ心拍が 100/ 分以上であり，努力呼吸やチアノーゼの有無の評価へと進むアルゴリズム」を「安定化の流れ」と呼ぶ.

NCPR2015 のアルゴリズムは，左に分岐する「救命の流れ」と右に分岐する「安定化の流れ」が対照的に「逆 Y 字型」に配置されていたが，NCPR2020 のアルゴリズムでは，「救命の流れ」のアームを直線的に配置し強調した形に変更された **図1** .

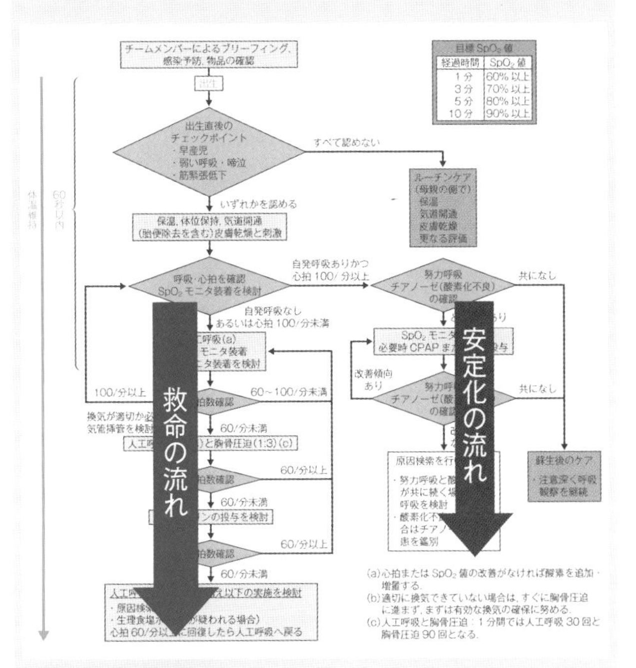

目標 SpO₂ 値	
経過時間	SpO₂ 値
1 分	60% 以上
3 分	70% 以上
5 分	80% 以上
10 分	90% 以上

図1 **NCPR2020 のアルゴリズム**
(日本蘇生協議会，監修．JRC 蘇生ガイドライン 2020．医学書院；2021 より一部改変)

1「遅延なき有効な人工呼吸」の重要性

新生児ではショック状態のほとんどが呼吸原性であり，有効な呼吸の開始こそが新生児蘇生を成功させるカギとなる．実際に出生時になんらかの処置を必要とする正期産児は約15%であるが，そのうち人工呼吸までの処置で自発呼吸が出現することが大多数で，胸骨圧迫以上の介入を要するのはわずか約0.1%と報告されている[1]．

新生児蘇生の最重要ポイントは「遅延なき有効な人工呼吸」を行うことなのである．

2「救命の流れ」には確実に対応を

「救命の流れ」と「安定化の流れ」の大きな違いは，緊急性・重症度の高さである．臨床現場において，生命予後に直結する呼吸・循環が保たれていない状態というのは，非常に切迫した状態であり緊急性が高い．そのような状況下で冷静に対応するためには，「救命の流れ」のアルゴリズムを常に意識しシミュレーションしておくことが必要である．初期処置における気道確保（Airway）⇒人工呼吸（Breathing）⇒胸骨圧迫（Circulation）⇒薬剤投与（Drug）のいわゆるABCDの順番はもちろんのこと，新生児の蘇生に立ちあう可能性のある医療者は，

①自発呼吸がない，あるいは心拍100/分未満であれば速やかに(出生から60秒以内に)人工呼吸を開始すること，
②有効な介入後には心拍数を定期的に（およそ30秒ごとに）確認すること，
③換気が適切かどうかを必ず確認したうえで，
④心拍数60/分未満であれば次のSTEPに進むこと，

はポイントとして常に頭に入れておくのが望ましい．「救命の流れ」は施設差なく，職種や経験に関係なく確実に対応できることが求められており，分娩室や手術室などの現場に，アルゴリズムの図に加え「救命の流れ」に必要な〈気管チューブのサイズや深さ（p.39「7. 人工呼吸」参照)〉，〈薬剤投与量（p.55「9. 薬物投与」参照)〉や〈人工呼吸が上手くいかないときのチェックポイント（p.44「コラム：最も重要とされている「遅延なき有効な人工呼吸」の意味」参照)〉

などを目立つ場所に掲示しておくなどの工夫も重要である.米国新生児蘇生法 2020 版には，アルゴリズムに加えて「蘇生に必要となる資料」として同様の内容がまとまって記載されており，参考になるかもしれない[2].

3「安定化の流れ」には柔軟に対応を

「安定化の流れ」に進む場面では，自発呼吸があり心拍が 100/ 分以上であることが大前提であるため，各臓器は直ちに低酸素・虚血性障害をきたすわけではない，つまり生死に直結する場面ではない．まずは努力呼吸またはチアノーゼがあるかを落ち着いて評価し，どちらかがある場合には SpO_2 モニタを装着し，病態により経過観察または治療（CPAP または酸素投与）を選択する．NCPR2020 では「安定化の流れ」のアルゴリズムにもいくつかの変更があったが，より柔軟な対応を可能にするものであった．例えば，CPAP または酸素投与の介入後にも，新たな評価基準として「改善傾向あり」が追加され，さらに改善傾向がない場合にも一律に人工呼吸へと進む記載ではなくなり，より病態に合わせた治療の選択を行う流れへと変化している[1]．慌てず落ち着いて，よく観察し，原因検索を行いながら対応を進めることが重要である.

【参考文献】

1) 細野茂春，監修．日本版救急蘇生ガイドライン 2020 に基づく新生児蘇生法テキスト 第 4 版．メジカルビュー社；2021.
2) Aziz K, et al. Part5: Neonatal Resuscitation 2020 American Heart Association Guidelines for Cardiopulmonary Resuscitation and Emergency Cardiovascular Care. Pediatrics. 2021; 147 (Suppl 1).
3) 島袋林秀．NCPR2020 準拠 Dr. Rinshu が紐解く超講義　改訂 2 版 新生児蘇生法の 23 の秘訣．メディカ出版；2022.

〈渡邊晶子〉

MEMO

12 蘇生後のケア

Point

・アルゴリズムに従い，児の全身状態が安定したことを確認して「蘇生後のケア」のボックスに進む．特に呼吸状態が安定したことが前提であるが，以下の点に留意する．
　①体温管理（36.5～37.5℃に保つ）を継続する．
　②蘇生後に変化をきたしうる血糖の管理を行う．

❶ 蘇生後のケアとは？

NCPR2015のアルゴリズムでは，努力呼吸とチアノーゼの確認を行い，いずれか「なし」の場合に「蘇生後のケア」のボックスに進んでいた．したがって，どちらかの症状が残っていることが想定されるために蘇生後のケアの過程でも「注意深く呼吸観察」を継続し，「努力呼吸のみ続く」場合は原因検索とCPAPを検討，「中心性チアノーゼのみ続く」場合はチアノーゼ性心疾患を鑑別するとされていた．しかし，実際の臨床現場では蘇生後に努力呼吸またはチアノーゼがある場合には，SpO_2モニタを装着し，全身の観察を継続しながら精査や治療を行うことが多い．そのため，NCPR2020では「努力呼吸とチアノーゼ（酸素化不良）が共になし」の場合にのみ，「蘇生後のケア」のボックスへ進むアルゴリズムとなっている[1]．これに伴い，蘇生後のケアにおいては努力呼吸への対応（CPAPの検討）についての文言は削除され，「注意深く呼吸観察を継続」のみが記載されている．したがって，蘇生後のケアに進んだ際には，NCPR2015と比較し，児の呼吸状態は観察を継続するだけでよい「安定した状態」であることがほとんどである．

しかし注意すべきは，蘇生を要した児の場合，出生後の適応がすべて順調に進んだわけではない可能性である．呼吸状態の悪化などの異常があった際には速やかに対応できるよう，必要物品の準備や医療者間，病棟間の連携など体制を整えておく．また「蘇生後のケア」のボックス内に明記はないものの，実際は呼吸の観察だけではなく，体温管理や血糖管理は継続する必要がある．

② 体温管理

NCPR2020では，アルゴリズム全体を通して体温維持を意識することの重要性が強調されており，蘇生中および蘇生後のケアにおいて至適体温（中心体温で36.5～37.5℃）となることを目標とする．また入院時の体温は児の予後予測の指標となるため，診療録に記録しておく（p.81「コラム：体温維持の重要性」を参照）．

③ 血糖管理

新生児は，母親の胎盤を介した糖供給から，出生に伴い自ら糖新生を行う必要があるため，血糖異常発生のリスクが高い．特に蘇生後の強いストレス下では血糖異常を起こしやすい．したがって新生児仮死による低酸素性虚血のリスクがある児では，蘇生後早期に血糖測定し，低血糖があれば，ブドウ糖の静脈内投与を含む速やかな対応を考慮する．

一方，新生児仮死に続発して，高血糖をきたすこともある．低血糖のみならず高血糖も神経学的予後に影響する可能性があることから血糖が正常範囲に安定するまで経時的に血糖測定を行うことが望ましい．

④ その他

低体温療法

在胎36週以降の児で，新生児仮死に伴う中等度～重度の低酸素性虚血性脳症（HIE）に対しては，生後6時間以内に低体温療法を開始し，72時間冷却後（深部体温で33.5～34.5℃），少なくとも4時間かけて復温する低体温療法の適応となる．

わが国では標準的なプロトコールに従った同療法が普及している 表1[2]．実施可能な施設では新生児蘇生後に施行を検討する．

家族ケア

ほとんどの家族はわが子が元気に産まれてきてくれることを想像している．蘇生が必要な状態での出生やNICUへの入院，転院というのは家族にとっては想定外の出来事である．そのため，蘇生後には児だけでなく不安を抱える家族のケアも重要である．丁寧な説明による児への理解と，児との早期接触による愛着形成を支援する．

表1 低体温療法の適応基準

基準 A 全身低酸素虚血の 客観的所見	少なくとも以下のうち 1 つを満たす ①生後 10 分の Apgar スコアが 5 点以下 ②10 分以上の持続的な新生児蘇生（気管挿管，バッグ換気など）が必要 ③生後 60 分以内の血液ガス（臍帯血，動脈，静脈，末梢毛細管）で pH が 7 未満 ④生後 60 分以内の血液ガス（臍帯血，動脈，静脈，末梢毛細管）で base deficit が 16mmol/L 以上
基準 B 脳症の主観的所見 新生児脳症に詳しい新生児科医師もしくは小児神経科医師が診察することが望ましい	中等症から重症の脳症（Sarnat 分類 2 度以上に相当） 意識障害（傾眠，鈍麻，昏睡）は必須項目 上記に加え，少なくとも以下のうち 1 つを認めるもの ①筋緊張低下 ②“人形の目”反射の消失もしくは瞳孔反射異常を含む異常反射 ③吸啜の低下もしくは消失 ④臨床的痙攣
基準 C（必須ではない） 中等度以上の aEEG 異常	少なくとも 30 分間の aEEG の記録で，基礎律動の中等度以上の異常（＊）もしくは発作波（＊＊）を認めるもの ＊中等度以上：upper margin＞10 μV かつ lower margin＜5 μV もしくは高度異常：upper margin＜10 μV ＊＊突発的な電位の増加と振幅の狭小化，それに引き続いて起こる短い burst suppression も含む
除外基準	①冷却開始の時点で，生後 6 時間を超えている場合 ②在胎週数 36 週未満，出生体重 1,800g 未満 ③現場の医師が，全身状態や合併症から，低体温療法によって利益を得られない，あるいは低体温療法によるリスクが利益を上回ると判断した場合（大きな形態異常，染色体異常はこれに準じて判断する） ④必要な環境がそろえられない場合

（田村正徳，監修．CONSENSUS 2010 に基づく新生児低体温療法実践マニュアル．東京医学社；2011 より一部改変）

参考文献

1）細野茂春，監修．日本版救急蘇生ガイドライン 2020 に基づく新生児蘇生法テキスト 第 4 版．メジカルビュー社；2021.

2）田村正徳，監修．CONSENSUS 2010 に基づく新生児低体温療法実践マニュアル．東京医学社；2011.

3）島袋林秀．NCPR2020 準拠 Dr.Rinshu が紐解く超講義　改訂 2 版 新生児蘇生法の 23 の秘訣．メディカ出版；2022.

〈湯原弘子〉

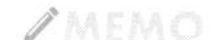

COLUMN

体温維持の重要性

NCPR2020のアルゴリズムには，出生時から蘇生後まで全体を通して「体温維持」を行うことが明記されている．

しかし，実際には蘇生中，常に体温維持を意識できている施設はどのくらいあるだろうか．低体温を回避しようとするあまり，ラジアントウォーマーによる盲目的な加温によってむしろ高体温が生じていないだろうか．出生後の新生児に対して加温は必要であるが，保温≠加温である．

新生児の体温異常は，低血糖や敗血症，出血傾向，呼吸・循環不全などの合併症や死を招く．また，入院時の体温が36.5℃から1℃下がるごとに死亡率が少なくとも28%増加したという報告もある．そのため，蘇生時の体温管理のポイントは，低体温および高体温を避け，至適体温（中心体温で36.5〜37.5℃）を維持できるよう意識する[1]．

1 保温の重要性

新生児は，体温調節可能温度域が狭いため，環境温度の変化によって容易に低体温や高体温となる．また新生児の保温は，正常体温を保つだけでなく，適切な温度環境におくということが重要である．

中性温度環境

中性温度環境とは，熱の産生と喪失のバランスを保ち，最小のエネルギー代謝で体温を保つことのできる，その児に最も適した温度環境のことである．環境温度が低下すると，熱産生が進みしばらくは体温を維持することができるが，体力を消耗し，いずれ熱産生が不可能になると低体温となる．逆に，環境温度が上昇し，発汗や蒸散による体温維持の範囲を超えれば高体温となる．そのため，新生児の体温が正常であっても，環境温度が適切であるとは限らない．新生児が体温を正常範囲に保とうと努力をしている結果である可能性がある．

新生児の体温調節

体温は熱喪失を熱産生で補うことにより維持されるため，加温と同時に体温喪失を予防することが重要である．

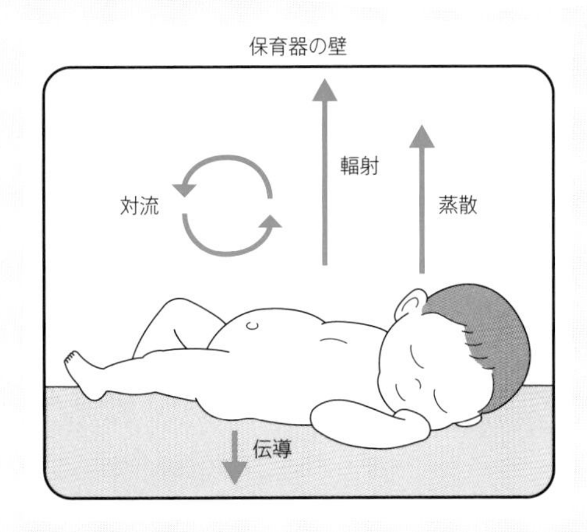

図1 体温喪失の経路

熱産生の特徴

新生児の熱産生は，褐色脂肪組織の脂肪を分解し熱産生する非震え性熱産生である．その際，大量の酸素を要するため，低酸素状態にある新生児では熱産生が不十分となって低体温に至りやすい．

体温喪失の特徴

体温の喪失には 4 つの経路がある **図1** ．

①伝導：体に接している物質へ熱が移動し直接体温を奪われる．

②対流：体の周りの空気の動きによって熱が奪われる．

③蒸散：体から蒸発する水分によって熱が奪われる．主に皮膚や気道から蒸散する．

④輻射：直接接していないが最も近くにある物質との熱のやり取りで体温が奪われる．

新生児は体積と比較し体表面積が大きく熱を喪失しやすいこと，皮膚が薄く皮膚の温度調節機構が十分に働かないことから，輻射による影響が最も大きいとされている[2)]．

2 蘇生時の体温管理に向けた準備

分娩室や手術室の環境温度を確認し，扉を閉め対流を防ぐ．ラジアントウォーマーは，可能な限り空調の下や扉の近くなど気流の影響を受ける場所を避けて配置する．ラジアントウォーマーでの蘇生では気流の影響を受けるため，分娩室の温度管理や蘇生を行う位置も重要である．ラジアントウォーマーのヒーターの出力を設定し，加温されていることを確認する．蘇生に使用する聴診器・マスクなどの物品やタオル類はラジアントウォーマー下で温めておく．また，早産児の場合，プラスチックラップを準備しておく．

3 蘇生中の体温管理

出生後は温めた吸水性の良いタオルで皮膚の羊水を拭きとり，濡れたタオルを速やかに取り除き，蒸散による熱喪失を予防する．ただし，早産児では羊水を拭かずにそのままプラスチックラップで覆う場合もある．蒸散による熱喪失が大きい場合にはプラスチックバッグを使用してもよい．なお蘇生中を通して皮膚色や四肢冷感に注意する．

蘇生中に体温測定を行うタイミングについてのエビデンスはない．新生児蘇生においては，出生後 60 秒以内に人工呼吸を開始することが重要である．そのため初期処置や人工呼吸（＋胸骨圧迫）をしながら体温測定を行うことは現実的でないだろう．蘇生に影響を与えず，正しい体温測定を行うためには，ルーチンケアや蘇生後のケアのボックスへ移行した段階，または，救命の流れから安定化の流れに移行した段階が現実的ではないかと考える．体温測定のタイミングについては蘇生メンバー間のブリーフィングにおいても確認しておくとよいだろう．

4 搬送時の体温管理

分娩室や手術室から新生児室あるいは NICU への搬送時は，低温環境にさらされることが多い．当院では，37.0℃に温めた搬送用の閉鎖式保育器にて移動している．ラジアントウォーマーでの搬送など，対流による熱喪失が大きい場合は，帽子の着用，温かく乾燥したタオルで児を包むなどして体温の喪失を防ぐ．冬季は施設全体の温度と湿度が低いため不感蒸泄による体温喪失が起こりやすい．また，窓のある廊下では輻射による体温喪失が起こりやすい．

5 入院時の体温の記録

新生児室あるいはNICUへ入室する際には体温を測定し，低体温や高体温になっていないことを確認する．入院時の体温は必ず診療録に記載しておく[1]．

6 まとめ

新生児蘇生中における体温管理は，普遍的であり大変重要なミッションである．実際の分娩立ちあいの振り返り（デブリーフィング）を行う際，分娩室や手術室の適切な環境温度の設定，蘇生後のケアにおける体温測定に関する必要性についてディスカッションがなされる必要がある．

参考文献

1）細野茂春，監修．日本版救急蘇生ガイドライン2020に基づく新生児蘇生法テキスト 第4版．メジカルビュー社；2021．
2）鶴田志緒．体温管理．withNEO．2021；34：56-61．
3）島袋林秀．NCPR2020準拠 Dr. Rinshuが紐解く超講義　改訂2版 新生児蘇生法の23の秘訣．メディカ出版；2022．

〈湯原弘子〉

MEMO

JCOPY 498-14580

13 早産児の蘇生のポイント

Point

- 蘇生の準備として室内温度を上げるなどの適切な保温管理が必要である.
- 努力呼吸のある児に対しては，人工呼吸に先立ち持続的気道陽圧（CPAP）が有効である．CPAP，人工呼吸を行う際に酸素濃度は低濃度（21～30%）で開始する.
- 正期産児と早産児での蘇生の相違点を 表1 に示す.

❶ 臍帯結紮と臍帯ミルキング

在胎 28 週以下の早産児で蘇生処置を必要とする場合，臍帯遅延結紮の代用として臍帯ミルキングを行い，その方法として単回ミルキング法を推奨する

早産児において臍帯遅延結紮は，胎盤からの血液の増加により心拍出量の増加や平均血圧の上昇に寄与し循環動態を早期に安定化することができ，脳室内出血（IVH）や新生児壊死性腸炎（NEC）などの重篤な合併症の頻度も下げるため，Consensus 2015 では直ちに蘇生を必要としない早産児に対して臍帯早期結紮よりも 30 秒以上の臍帯遅延結紮を支持した[2]．直ちに蘇生を必要とする在胎 28 週以下の早産児では，実際の現場での臍帯遅延結紮は実施困難であるため，蘇生の妨げにならない臍帯ミルキングの代用が合理的とされる．現在この課題に関してシステマテ

表1 正期産児と早産児における蘇生の相違点

	正期産児	早産児
臍帯ミルキング	行わない	直ちに蘇生が必要な在胎 28 週以下で単回行う
保温	中心体温 36.5～37.5℃で維持	
		環境温度（在胎 28 週以上 32 週未満は 23～25℃，在胎 28 週未満は 26℃以上）やプラスチックラップなどの複合的な介入
CPAP・人工呼吸	空気（21%酸素）で開始	21～30%の低濃度酸素で開始
	SpO_2 モニタを右手に装着し，目標 SpO_2 値を参考に酸素の増減を行う	

ィックレビューが進行中である．

在胎24～28週の早産児を対象に行われた細野らによる日本の多施設共同研究では，臍帯を児から30cmの位置で結紮切離してラジアントウォーマー下で1回ミルキングし，結紮切離する単回ミルキング法が推奨された．ラジアントウォーマーに児を移動する際は，臍帯を吊り上げ臍帯内の血液を重力により児の方へ流れるようにし，捻転を解除して10cm/秒の速さで1回ミルキングすることで，複数回ミルキングを行うのと同等の効果があるとしている[3)]．

国際的には臍帯ミルキングに関して臍帯結紮前の複数回（3回以上）のミルキングが主流であり，重度の頭蓋内出血の頻度が上昇するとの報告があり推奨されていない[4)]．この論文に関する発表では在胎23週の児で頭蓋内出血の頻度が有意に高く，在胎24週以上では有意差はみられなかったことよりさらなる検討が期待される．

❷ 保温

在胎28週以上32週未満の早産児において，NICU入院時の低体温（<36℃）を回避するためラジアントウォーマー下では23～25℃の環境温度，加温ブランケット，プラスチックラッピング，帽子，温熱マットレスの組み合わせの使用を推奨する

Consensus on Science with Treatment Recommendation（CoSTR）2020ではエビデンスアップデートで評価されたためNCPR2020でもNCPR2015の推奨を継続した．起こりうるリスクとして高体温（>38℃）にも注意する．在胎28週未満の児においてはNCPR2010のまま分娩室の温度を26℃以上とし，首までプラスチックラップで覆い処置を行うことを推奨した[5)]．実際には分娩室の環境によって人の出入りなどで室温が保たれない場合があるため，入院時の児の体温を参考に必要あれば調整する．ラッピングの際の皮膚乾燥については，推奨はなく施設の方針に準じてよい．ラップは覆った後の処置中に取れてしまうことがしばしばあるが，わざわざ蘇生の手を止めてまでやり直す必要はない．人手があり，時間に余裕があれば覆い直しを検討する．また，蘇生者が処置に夢中になり身を乗り出すと，ラジアントウォーマーからの輻射熱を遮ることになるため，チーム内で指摘し合うなどして注意する．施設によっては，時にラジアントウォーマーの電源が安全面から突然切れることがあり，その都度スイッチを入れるなど環境温度の維持に配慮する．

③ 努力呼吸のある児に対する持続的気道陽圧（CPAP）療法

分娩室で努力呼吸を呈する早産児に対して，人工呼吸に先立ち 5cmH_2O の CPAP を行うことを推奨する

CoSTR2020 ではエビデンスアップデートで評価されたため，推奨に変更はない．また出生時に自発呼吸がない早産児に対して，肺拡張を目的とした 5 秒以上の初期持続的肺拡張をルーチンに行う必要はないとしている．

④ 人工呼吸戦略

在胎 35 週未満の早産児の蘇生において，過剰な酸素曝露を防ぐために低酸素濃度（21～30%）で人工呼吸を開始し，その際に呼気終末陽圧（PEEP）の使用が推奨される

正期産児と同様に SpO_2 モニタを装着し，目標 SpO_2 値を参考に酸素の増減を行う

分娩室で蘇生のため人工呼吸が必要な早産児に対して，NCPR 2015 と同様に初期吸気圧 20～25cmH_2O で開始して胸郭の動きなどで換気圧を調整する．CoSTR2020 では 5cmH_2O の PEEP の使用についてエビデンスアップデートで評価され，人工呼吸開始時の酸素濃度に関してはシステマティックレビューが行われ，推奨に変更はない．換気回数は 40～60 回 / 分とする．また，低酸素濃度で蘇生を開始するのは重要だが，救命の流れに行った際には正期産児と同様，必要時に酸素濃度の上げ忘れに注意する．

参考文献

1) 細野茂春，監修．日本版救急蘇生ガイドライン 2020 に基づく新生児蘇生法テキスト 第 4 版．メジカルビュー社；2021.
2) Perlman JM, et al. Part 7: Neonatal resuscitation: 2015 International Consensus on Cardiopulmonary Resuscitation and Emergency Cardiovascular Care Science with Treatment Recommendations. Circulation. 2015; 132(16 Suppl 1): S204-41.
3) Hosono S, et al. One-time umbilical cord milking after cord cutting has same effectiveness as multiple-time umbilical cord milking in infants born at<29 weeks of gestation: a retrospective study. J Perinatol. 2015; 35: 590-4.
4) Katheria A, et al. Association of umbilical cord milking vs delayed umbilical cord clamping with death or severe intraventricular hemorrhage among preterm infants. JAMA. 2019; 322: 1877-86.
5) Perlman JM, et al. Neonatal resuscitation: 2010 International Consensus on Cardiopulmonary Resuscitation and Emergency Cardiovascular Care Science with Treatment Recommendations. Pediatrics. 2010; 126: e1319-44.

〈宮山千春〉

付 録

付録1 新生児蘇生に必要な物品

①酸素と圧縮空気のブレンダー・流量計
②吸引器，吸引カテーテル（8〜12Fr），気管吸引カテーテル（5Fr，6Fr，8Fr）
③開放型保育器，搬送用保育器（常時通電し温められていること）
④流量膨張式バッグまたは自己膨張式バッグ，Tピース
⑤ SpO_2 モニタ，プローブ
⑥心電図モニタ
⑦新生児用フェイスマスク
⑧新生児用聴診器
⑨喉頭鏡（No.00〜1の直型ブレード），予備電池，電球
⑩スタイレット（ルーチンでは使用しない，挿管困難時のみ使用を考慮する）
⑪気管チューブ（内径2.0〜4.0mm）
⑫気管チューブ固定用テープ
⑬呼気二酸化炭素検出装置（カプノメータ，カロリメトリー）
⑭静脈点滴セット（留置針24G，延長チューブ，三方活栓，シリンジ10〜20mL，固定用テープ，シーネ）
⑮注射針（18〜23G）
⑯薬品（アドレナリン，メイロン，生理食塩水，蒸留水，5%ブドウ糖，20%ブドウ糖）
⑰シリンジ（1〜20mL）
⑱アルコール綿
⑲栄養チューブ（3〜6Fr）
⑳剪刀
㉑滅菌手袋
㉒滅菌ガーゼ
㉓タオル，保温ドレープ（プラスティックラップなど）
㉔骨髄針
㉕臍帯静脈カテーテル（緊急蘇生ルート）

（内山 温，編．NICUグリーンノート．中外医学社；2017．p.26を改変）

付録2 努力呼吸の種類と特徴

種類	特徴
多呼吸	60/分以上．生後1時間以降も残存する場合は病的 1回換気量不足を呼吸数の増加で代償
陥没呼吸	吸気時に肋間，胸骨上窩，剣状突起窩などが陥没 肺コンプライアンスの低下による
呻吟	呼気時に，声門を締めて，ウー，ウーと唸るような呼吸 肺胞の虚脱を防ぐため，気道内の陽圧を保つ目的
鼻翼呼吸	吸気時に鼻翼が広がる呼吸．通常，他の努力呼吸も合併

（内山 温，編．NICUグリーンノート．中外医学社；2017．p.74）

付録3 妊娠合併症から新生児に起こり得る主な疾患

妊娠合併症	新生児に生じうる可能性がある疾患
切迫早産	早産児，低出生体重児，呼吸窮迫症候群，未熟児無呼吸発作
過期産	胎便吸引症候群
妊娠高血圧症候群	light-for-dates，低血糖，心不全
多胎	早産児，低出生体重児，双胎間輸血症候群
前置胎盤	貧血，新生児仮死
常位胎盤早期剝離	貧血，新生児仮死
胎児機能不全	新生児仮死
羊水過多	消化管奇形，神経・筋疾患，染色体異常
羊水過少	腎疾患，肺低形成
羊水混濁	胎便吸引症候群，新生児仮死，新生児感染症
前期破水	子宮内感染，早産，ドライラング症候群（長期破水例）
帝王切開	新生児一過性多呼吸
吸引・鉗子分娩	新生児仮死，分娩損傷
骨盤位等の胎位異常	新生児仮死
血液型不適合	胎児水腫，貧血，黄疸

（内山 温，編．NICU グリーンノート．中外医学社；2017．p.69）

付録4 在胎週数および出生時体重別の気管チューブの太さと固定長

体重（kg）	在胎週数	チューブサイズ（mm）	口角までの挿入長 5～6＋体重（kg）cm
＜1.0	＜28	2.0～2.5	5.0～7.0
1.0～2.0	28～34	2.5～3.0	7.0～8.0
2.0～3.0	34～38	3.0～3.5	8.0～9.0
3.0＜	38＜	3.5～4.0	9.0＜

（細野茂春，監修．日本版救急蘇生ガイドライン 2020 年に基づく 新生児蘇生法テキスト 第 4 版．メジカルビュー社；2021．p.127 より一部改変）

付録5 新生児蘇生に使用する薬剤

薬物	投与量	実際の投与量	溶解方法	実際の溶解方法
ボスミン®（0.1％アドレナリン）（1mg/mL）	静脈内投与 0.01～0.03 mg/kg	0.1～0.3 mL/kg	生理食塩水で 10 倍希釈	ボスミン® 1mL＋生食 9mL（0.1mg/kg）
	気管内投与 0.05～0.1 mg/kg	0.5～1.0 mL/kg		
生理食塩水	10mL/kg/dose	10mL/kg/dose	原液	原液
メイロン® 8.4％	1～2mEq/kg/dose	2～4mL/kg/dose	蒸留水で 2 倍希釈	メイロン® 8.4％ 5mL＋蒸留水 5mL（0.5mEq/mL）

（細野茂春，監修．日本版救急蘇生ガイドライン 2020 に基づく新生児蘇生法テキスト 第 4 版．メジカルビュー社；2021．p.107 を改変）

付録6 正期産児における SpO_2 値の推移

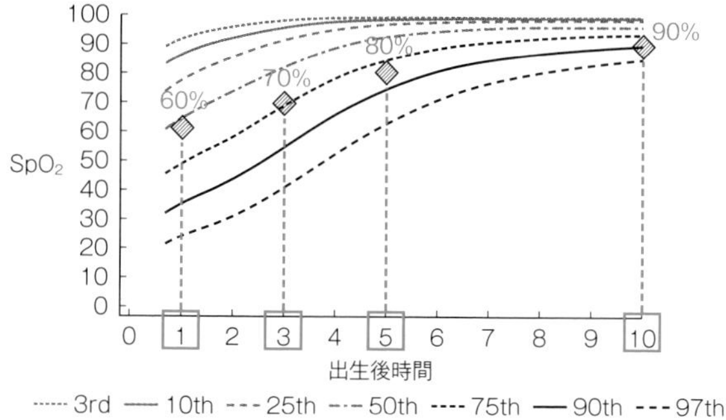

(Dawson JA, et al. Pediatrics. 2010; 125: e1340-7 より改変)

付録7 低体温療法の適応基準と除外基準

A. 在胎 36 週以上で出生し，少なくとも以下のうち 1 つを満たすもの
- 生後 10 分の Apgar スコアが 5 以下
- 10 分以上の持続的な新生児蘇生（気管挿管，陽圧換気など）が必要
- 生後 60 分以内の血液ガス（臍帯血，動脈，静脈，末梢毛細管）で pH が 7 未満
- 生後 60 分以内の血液ガス（臍帯血，動脈，静脈，末梢毛細管）で base deficit が 16mmol/L 以上

B. 中等症から重症の脳症（Sarnat 分類 2 度以上に相当），すなわち意識障害（傾眠，鈍麻，昏睡）および少なくとも以下のうち 1 つを認めるもの（新生児 HIE に詳しい新生児科医もしくは小児神経科医が診察することが望ましい）
- 筋緊張低下
- "人形の目" 反射もしくは瞳孔反射異常を含む異常反射
- 吸綴の低下もしくは消失
- 臨床的痙攣

C. 少なくとも 30 分間の aEEG の記録で，基礎律動の中等度以上の異常*1 もしくは痙攣*2 を認めるもの．この際，標準脳波検査による評価は基準としては採用しない

*1 中等度異常＝upper margin＞10μV かつ lower margin＜5μV もしくは高度異常＝upper margin＜10μV

*2 痙攣発作波：突発的な電位の増加と振幅の狭小化，それに引き続いて起こる短いバーストサプレッションも含む

除外基準
- 冷却開始の時点で，生後 6 時間を超えている場合
- 在胎週数が 36 週未満のもの / 出生体重が 1,800g 未満のもの
- 大きな奇形を認めるもの
- 現場の医師が，全身状態や合併症から，低体温療法によって利益を得られない，あるいは低体温療法によるリスクが利益を上回ると判断した場合
- 必要な環境がそろえられない場合

(田村正徳，監修．CONSENSUS2010 に基づく新生児低体温療法実践マニュアル．東京医学社；2011．p.32-3.)

付録8 Sarnat の重症度分類

	Stage 1	Stage 2	Stage 3
意識状態	過敏	嗜眠	昏迷
神経筋コントロール			
筋緊張	正常	軽度低下	弛緩
姿勢	弱い遠位屈曲	強い遠位屈曲	間欠的除脳硬直
伸展反射	過剰	過剰	減弱もしくは消失
分節性ミオクローヌス	あり	あり	あり
複合反射			
吸啜反射	減弱	減弱～消失	消失
Moro 反射	亢進，閾値低下	減弱，不完全，高閾値	消失
眼前庭反射	正常	亢進	減弱～消失
緊張性頸反射	減弱	亢進	消失
自律神経機能	全交感神経性	全副交感神経性	両神経系とも低下
瞳孔	散瞳	縮瞳	不定，しばしば不同，対光反射減弱
心拍	頻脈	徐脈	不定
気管支，唾液分泌	少量	多量	不定
消化管運動	正常～減弱	亢進，下痢	不定
痙攣	なし	しばしば単，多焦点性	稀（除脳硬直を除く）
脳波所見	正常（覚醒）	初期：低電位，徐波化（δ，θ波が続く） 後期：周期性（覚醒） 発作：単，多焦点性（1.0～1.5Hz の棘徐波）	初期：平坦波を伴う周期性 後期：全般的な平坦波
持続	24 時間以内	2～14 日	数時間～数週間
予後	良好（正常）	やや不良（一部死亡，後遺障害）	不良（死亡，重度後遺障害）

(Sarnat HB, et al. Arch Neurol. 1976; 33: 698-705)

付録9 臨床症状と重症度評価（Thompson 脳症スコア）

症候	0	1	2	3
筋緊張	正常	亢進	低下	弛緩
意識レベル	正常	興奮，開眼	嗜眠	昏睡
痙攣発作	なし	1 日 3 回未満	1 日 3 回以上	
姿勢	正常	ペダル漕ぎ・握りこぶし	遠位部屈曲	
Moro 反射	正常	部分的	なし	
把握反射	正常	減弱	なし	
吸啜反射	正常	減弱	なし	
呼吸	正常	過呼吸	間欠的無呼吸	自発呼吸なし
大泉門	正常	膨隆	緊満	

合計点が 10 点以上で中等度，12～15 点以上は重症.
(Thompson CM, et al. Acta Paediatr. 1997; 86: 757)

あとがき・謝辞

私は大学の教員としての立場からしばしば医学生や看護学生，初期臨床研修医・後期臨床研修医，看護師・助産師などに新生児医療に関するレクチャーをする機会があります．その際にはできるだけ，「新生児蘇生の重要性」を紹介するように心掛けています．特に母と子をつないでいる臍帯が切り離された瞬間から胎児は新生児となり，ヒトとしての人生が始まることを伝え，「その時，最初に提供される小児医療こそが新生児医療であり，その中でも新生児蘇生が一番初めに必要になるんだよ」という話をしています．つまり小児医療の中で「一丁目」に該当するのが新生児医療であり，その「一番地」に該当するのが新生児蘇生であるという意味です．そこで本書が新生児蘇生を必要とする一丁目一番地の現場で活用されるのであれば，このうえない喜びです．

ご存じのようにわが国の少子化問題は，喫緊に対応すべき最重要課題です．少子化の影響によって小児医療や新生児医療を志す若い先生たちが減るのではないか，というネガティブな話題も耳にします．しかし私は，逆説的かもしれませんが少子社会が進めば進むほど，国の存続にとって極めて貴重な子どもたちの健康管理を担う小児科医や新生児科医の活躍の場はますます増えるのではないかと思います．実際に 2019 年の「成育基本法」施行により，子どもたちを取り巻く環境も大きく変化しました．加えて 2023 年からは，子ども政策の司令塔となる「こども家庭庁」の発足も決定しており，国家として子どもたちを重視していくという潮流は確実に高まっています．その子どもたちが必要とする小児医療の一丁目の位置づけにある新生児医療と，一番地の位置づけにある新生児蘇生は，今後もますますその重要性が増していくのだと思います．

最後になりましたが，このような素敵な企画をご提案頂き，小生の拙い編集作業におつきあい下さいました中外医学社の鈴木真美子様，中畑謙様，および同社のスタッフの方々に厚く御礼申し上げます．そして平素より多くのご指導を頂いております順天堂大学大学院小児思春期発達病態学教授・清水俊明先生，本書の執筆を快諾頂きました順天堂大学附属／関連病院の久田研先生，大川夏紀先生，東海林宏道先生，池田奈帆先生，田中登先生，幾瀬圭先生，山田啓迪先生，菅沼広樹先生，佐藤浩之先生，寒竹正人先生，醍醐政樹先生，渡邊晶子先生，宮山千春先生（以上，執筆順）に改めまして深謝申し上げます．またご多忙な折，順天堂大学医学部附属浦安病院看護部・湯原弘子氏および順天堂大学医療看護学部・高島えり子氏にも快く執筆頂きましたこと御礼申し上げます．

本書が新生児医療に携わるすべての皆様のポケットに携行され，新生児蘇生の現場での「ちょい読み」に役に立つのであれば，大変嬉しく思います．

2023年　初春
深夜，モニター音の鳴り止んだ静寂のNICUにて

順天堂大学医学部附属浦安病院小児科
西﨑直人

索 引

[あ]

あえぎ呼吸 17, 34, 44
アドレナリン 2, 55, 59
安定化の流れ 3, 34, 75, 77
意思決定プロセスの共有 67
一次性無呼吸 28
ウイルスフィルタ 14

[か]

肩枕 23, 30
カンガルーケア 25
換気補助 14
還元型ヘモグロビン 20
陥没呼吸 34, 71
気管吸引 18, 32
気管挿管 47
気管チューブ 48
気管内投与 60
救命の流れ 1, 34, 75
胸郭包み込み両母指圧迫法 49
胸骨圧迫 2, 44, 48
筋緊張 17
緊張性気胸 62
血糖 78
血糖管理 79
呼気 CO_2 47
呼気終末陽圧 39
呼吸窮迫症候群 74
呼吸補助装置・人工呼吸器 14
個人防護具 12
骨髄針 61
骨髄路 61

[さ]

最大吸気圧 39
臍帯静脈 57
臍帯静脈路 60
臍帯動脈 34
臍帯ミルキング 85
酸素化不良 19, 71
自己膨張式バッグ 39, 40
持続的気道陽圧 4, 39, 87
至適体温 79
手指衛生 10
循環血液増量薬 56
初期処置 34, 39, 71
新型コロナウイルス感染症 1
呻吟 34, 71
人工呼吸 2, 39, 47, 87
人工肺サーファクタント 55
新生児仮死 21, 44
新生児循環 36
新生児遷延性肺高血圧症 38
新生児用マスク 41
心嚢気腫 64
深部体温 29
生理食塩水 3
先天性高気道閉塞症候群 65
先天性乳び胸 64
挿管チューブ 7
早期母子接触 24, 25, 26
蘇生後のケア 5, 78
蘇生中止 68

[た]

体温維持 22, 81
体温管理 79
体温喪失 82
体温の記録 84
胎児仮死 21
胎児循環 36
胎便吸引症候群 18, 32
多呼吸 34, 71
炭酸水素ナトリウム 57
チアノーゼ 4, 19, 71
チアノーゼ性心疾患 5
遅延なき有効な人工呼吸 31
中心性チアノーゼ 73
中性温度環境 81

低酸素性虚血性脳症　53
低出生体重児用マスク　41
低体温療法　53, 67, 79
デブリーフィング　6
動脈管　20, 37, 38
努力呼吸　35, 71

[な]

2本指圧迫法　49
熱産生　82

[は]

肺エコー　62
ハイリスク児　71
肺リンパ管拡張症　65
バッグマスク　47
皮膚色　19
標準予防策　8, 10
鼻翼呼吸　34, 71
フェイスマスク　40
プラスチックラッピング　29
ブリーフィング　1, 6, 69, 83
フリーフロー酸素　72
ブレンダー　42
分娩立ちあいと新生児蘇生　13
保温　86
ボスミン®　55

[ま]

マノメーター　45
無呼吸　17, 44
迷走神経反射　30, 71
メイロン®　57

[や]

陽圧換気　39, 44
羊水混濁　18

[ら]

ラジアントウォーマー　22
ラリンゲアルマスク　43
流量膨張式バッグ　39, 40
ルーチンケア　22

[欧文]

Apgar スコア　16, 52
CHAOS　65
COVID-19　1
CPAP（ontinuous positive airway pressure）　4, 39, 87
early skin-to-skin contact　24
flip-flop 現象　42
non-verbal communication　35
peak inspiratory pressure　39
PEEP（positive end-expiratory pressure）　39
position　30
PPHN　38
PPV（positive pressure ventilation）　39, 44
SDM（shared decision making）　67
skin-to-skin contact　25
sniffing　30
SpO_2 モニタ　4
T ピース　39, 40

JUNTENDO エキスパートによる
新生児蘇生ポケットブック

発　行　2023年2月1日　初版1刷

編著者　西　崎　直　人

発行者　株式会社　中外医学社
代表取締役　青　木　　滋
〒162-0805　東京都新宿区矢来町62
電　話　(03) 3268-2701（代）
振替口座　00190-1-98814番

印刷・製本／横山印刷㈱　〈MS・KN〉
ISBN978-4-498-14580-1　Printed in Japan